einfach fit

D1869897

Christof Baur · Bernd Thurner

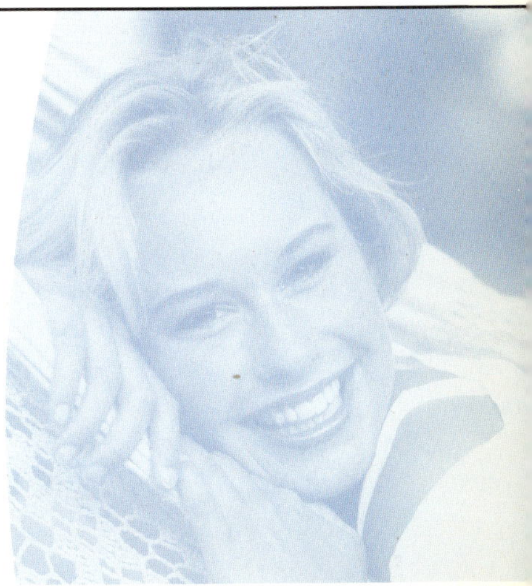

Fit & Faul

5 x 5 Minuten fürs Wohlbefinden

midena

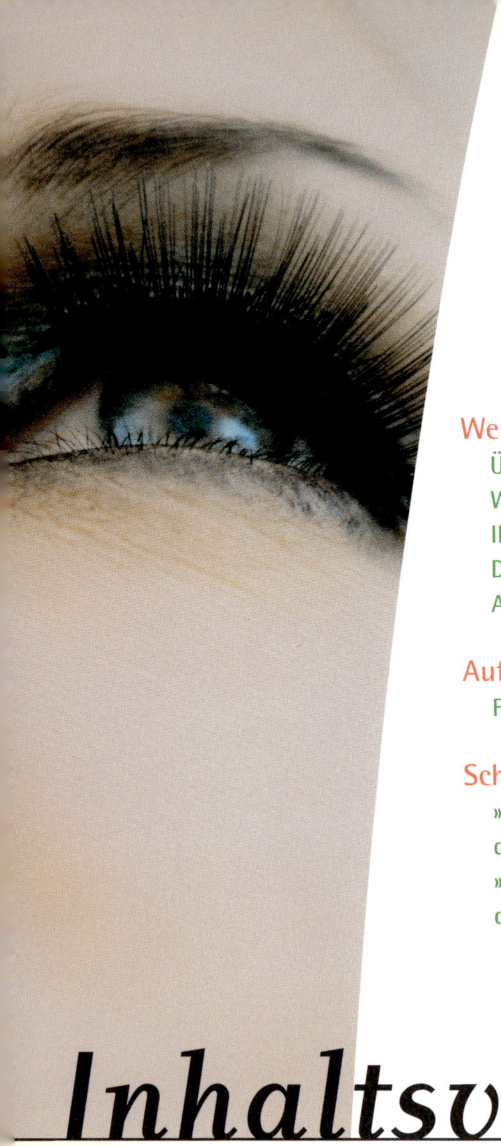

Inhaltsverzeichnis

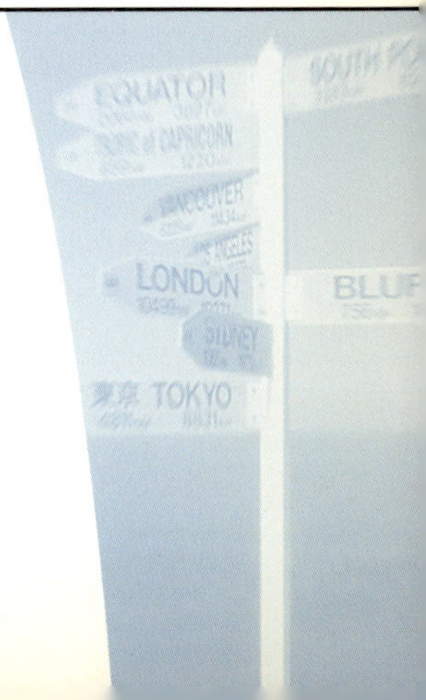

EQUATOR
LONDON
TOKYO

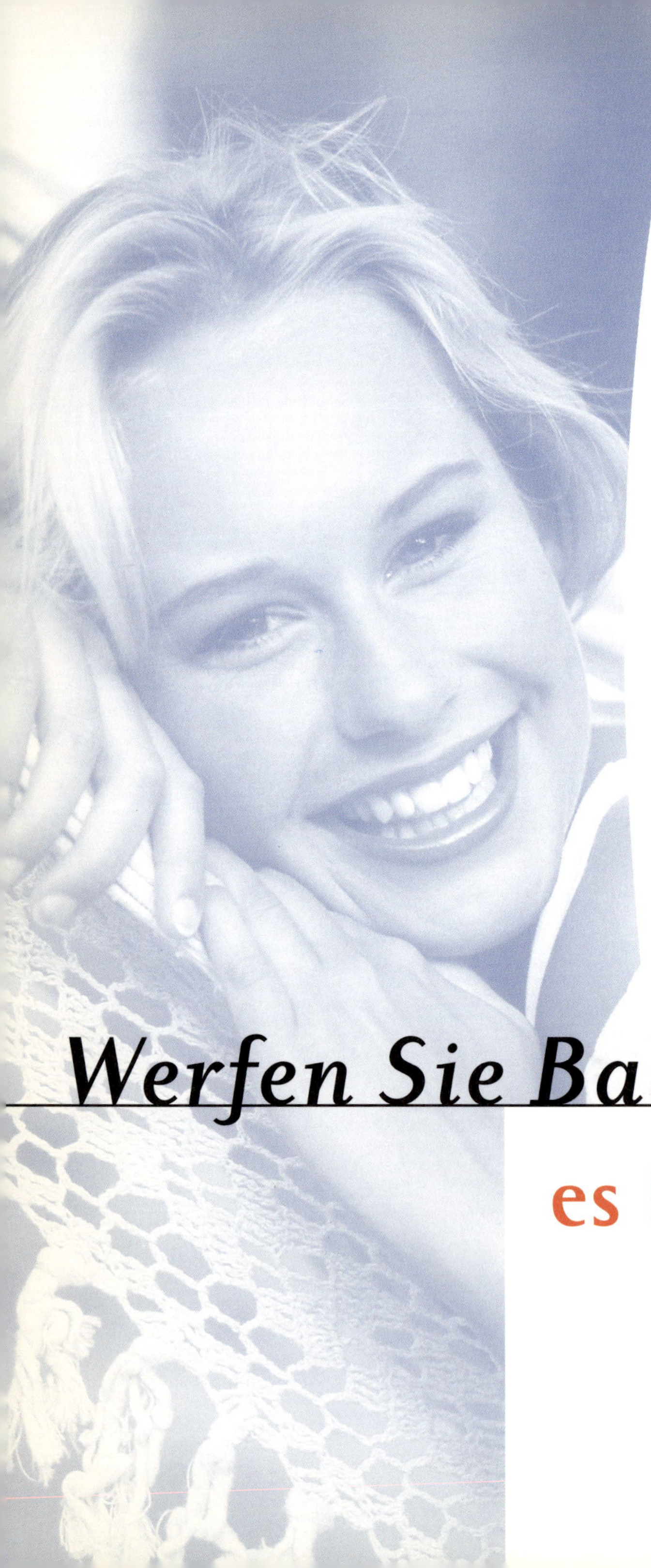

Die wichtigste Regel für Faule lautet:

F itness
I ntelligent
T rainieren

Das hört sich schwieriger an als es ist. Der erste Schritt zur Fitness besteht darin, unnötigen Ballast abzubauen. Denn: Jedes überflüssige Pfund auf den Rippen kostet Energie und belastet den Organismus.

Werfen Sie Ballast ab –

es lohnt sich

Über dieses Buch

Wir gratulieren Ihnen zum Besitz dieses Buches und zu Ihrem Coming-out als fauler Mensch. Oder haben Sie das Buch etwa geschenkt bekommen? Frei nach dem Motto: »Das wäre doch etwas für dich«! Wie auch immer, der Titel soll keine leere Versprechung sein. »Fit for Faul« heißt die Devise dieses Buches. Es wendet sich an diejenigen unter Ihnen, die zwar etwas für ihren Körper tun möchten, dabei aber keinen allzu großen Aufwand betreiben wollen. Die vorhandenen Ressourcen clever und möglichst effektiv zu nutzen, darum geht es auf den folgenden 60 Seiten.

»Fit & faul« ist das Minimalprogramm für einen gesunden Körper. Es lässt sich mühelos in den Alltag integrieren und so ganz nebenbei durchführen. Probieren Sie es aus, Sie werden staunen!

Die einzelnen Kapitel zeigen eine »Best of«-Zusammenstellung aller Tipps und Tricks, die Ihnen helfen werden, Ihrem Buchschenker oder sich selber zu beweisen, was in Ihnen steckt.
Und das alles ohne:

- Jahresvertrag im Fitnessstudio
- Zusatzkosten für die Reinigung verschwitzter Trainingsklamotten
- unnötigen Zeitverlust
- Verbissenheit, denn Sie sind **F**aul **A**ber **U**mso **L**ebensfroher

Viel Spaß beim Faul sein und Fit werden!
Ihr Autorenteam Christof Baur und Bernd Thurner

Das Trägheitsgesetz

Namhafte Größen der Zeitgeschichte wie der berühmte Physiker Isaac Newton (1643-1727) haben sich sogar wissenschaftlich mit dem Phänomen der Faulheit auseinander gesetzt. Faulheit als Synonym für Trägheit wird physikalisch im Ersten Newton'schen Gesetz folgendermaßen beschrieben: »Ein Körper verharrt im Zustand der Ruhe oder der gleichförmigen Bewegung, solange keine äußeren Kräfte auf ihn wirken.«

Ist Ihr Körper erst einmal in Schwung, ohne durch unnötige Widerstände gebremst zu werden, schweben Sie mühelos und träge auf der Fitnesswelle! Alles, was Sie dazu brauchen, sind Starthelfer, die Sie antreiben und eine wirkungsvolle Abwehr gegen lästige Bremser.

Weg mit unnötigen Pfunden

Optimieren Sie Ihren Antrieb und bauen Sie gleichzeitig überflüssigen Ballast ab, der nur unnötig Energie verbraucht und Ihren Organismus belastet.

Überflüssiger Ballast hemmt den Antrieb und bremst die Bewegung. Denken Sie z. B. an einen Heißluftballon, der an Höhe verliert. Was machen die Insassen? Sie werfen Gewichte in Form von Sandsäckchen über Bord. Der Ballon steigt wieder und fliegt in Richtung Horizont. Bedenken Sie: Mehr Gewicht benötigt auch mehr Energie. Haben Sie schon mal eine Tageswanderung mit einem schweren Rucksack unternommen? Wenn ja, dann wissen Sie sicher, wovon die Rede ist. Jeder vernünftige Mensch packt nur das Nötigste in die Taschen, die er selbst tragen muss. Spätestens nach einer Stunde reut jeder überflüssige Ballast, der Schritt für Schritt mühsam transportiert werden muss. Mit weniger Gepäck läuft es sich unbeschwerter, das Wandern macht einfach mehr Spaß!

Reserven im Überfluss

Das Fettgewebe von uns Menschen ist ebenfalls als eine Art Rucksack zu verstehen. Als Reserve für Notzeiten enthält es reichlich Fettzellen – Energieträger mit hohem Brennwert. Solche Notzeiten kommen heute in unserer Gesellschaft zum Glück so gut wie gar nicht mehr vor. Die Folge ist ein Überfluss an Fettspeichern, die unseren Körper unnötig belasten. Eine Person mit 90 Kilogramm Körpergewicht muss beispielsweise über ein Drittel mehr an Energie aufwenden, um vom Erdgeschoss in den ersten Stock zu gelangen, als eine 60 Kilo schwere Person – vorausgesetzt beide benützen die Treppe. Sind Sie ein fauler Mensch, dann werfen Sie zunächst unnötigen Ballast von Bord. Bauen Sie überschüssige Fettspeicher ab. Das geht natürlich nicht ganz so einfach und so rasch wie bei einem Heißluftballon, aber mit etwas Intelligenz und Strategie können auch Sie schnell an Höhe gewinnen. Unser gezieltes »Fit & Faul«-Programm hilft Ihnen, Ihre Leistungsfähigkeit langsam, aber stetig zu steigern und überflüssige Pfunde schmelzen zu lassen. Nutzen Sie möglichst alle Helferchen, die Ihnen die Arbeit auf diesem Weg abnehmen oder sie zumindest erleichtern. Wie diese Hilfsmittel aussehen, lesen Sie in den folgenden Kapiteln.

Wie viel Körperfett ist gesund?

Mit einer speziellen Körperfettwaage können Sie einfach und schnell Ihren persönlichen Fettanteil ermitteln. Dabei wird mittels Strom, von dem Sie aber nichts spüren, in wenigen Sekunden die natürliche Leitfähigkeit Ihres Körpers gemessen. Je nach Prozentsatz Ihres Fettanteils ändert sich der Leitwiderstand (elektrische Impendanz). Der Wert des Körperfettanteils hat eine höhere Aussagekraft als das reine Körpergewicht. So besitzen manche leichtgewichtigen Personen einen relativ hohen Fettanteil, was auf deren schlechten Trainingszustand schließen lässt.

Haben Sie Ihren Körperfettanteil ermittelt? Die folgende Tabelle hilft Ihnen, sich einzuordnen: Sind Sie ein athletischer Typ, haben Sie Übergewicht oder liegen Ihre Werte im Normalbereich?

Spezielle Kurperfettwaagen gibt es im Fachhandel. Sie sind ab einem Preis von rund 80 € erhältlich. Wer sich die Ausgabe sparen möchte, kann sein empfohlenes Körpergewicht mit Hilfe des Body-Mass-Index (BMI) errechnen.

Körperfett-Prozentsätze

	Männer	Frauen
Essenzielles Fett	< 5	< 12
Athletisch	5-13	12-22
Gesund	14-30	23-33
Übergewicht	> 30	> 33

Das ideale Körpergewicht

Mit dem Body-Mass-Index (BMI) können Sie Ihr empfohlenes Körpergewicht herausfinden. Das geht ganz leicht!

So bestimmen Sie Ihren BMI

Verbinden Sie in der folgenden Tabelle Ihre Größe und Ihr Gewicht mit einer geraden Linie. Der Schnittpunkt mit der BMI-Achse zeigt Ihren persönlichen Wert an.

Das sagt Ihnen Ihr persönlicher BMI

- **Unter 18:** Sie haben Untergewicht; eine Gewichtszunahme ist zu empfehlen, um Wohlbefinden und Leistungsfähigkeit zu steigern.

- **18–25:** Sie haben Normalgewicht.
- **26–30:** Sie haben leichtes Übergewicht und sollten abnehmen, vor allem wenn bereits eine Krankheit vorliegt, wie z. B. Diabetes mellitus (Zuckerkrankheit), Bluthochdruck, Gicht oder eine andere Störung des Fettstoffwechsels.
- **Über 30:** Sie sollten dringend abnehmen. Massives Übergewicht belastet und bremst Ihren gesamten Organismus.

Der Body-Mass-Index richtet sich nicht nach ästhetischen Gesichtspunkten. Er gibt Auskunft darüber, ob Ihr Gewicht gesundheitsschädlich ist. Während der BMI unabhängig vom Alter gilt, darf der Körperfettanteil mit steigendem Alter etwas höher liegen.

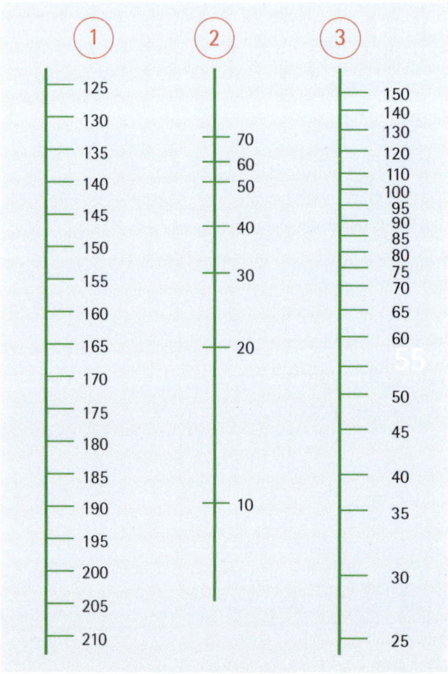

1 = Körpergröße in cm
2 = BMI
3 = Körpergewicht in kg

(aus W. Buskies/W.-U. Boeckh-Behrens)

Gut zu wissen

Sie können Ihren BMI auch berechnen. Die Formel dazu lautet:

$$\text{BMI} = \frac{\text{Körpergewicht in kg}}{(\text{Körpergröße in m})^2}$$

(aus W. Buskies/W.-U. Boeckh-Behrens)

Ihr persönliches Profil –
wie faul sind Sie wirklich?

Wollen Sie Ihren aktuellen Aktivitätsgrad testen? Dann machen Sie diesen kleinen Test. Beantworten Sie die folgenden neun Fragen zu Ihren Lebensgewohnheiten und addieren Ihre jeweiligen Bewertungspunkte zusammen. Im anschließenden Ergebnisteil erfahren Sie, wie faul Sie tatsächlich sind.

Haben Sie Lust auf einen kleinen Test? Überlegen Sie zunächst, wie Sie sich selbst einschätzen würden und überprüfen Sie dann anhand des Testergebnisses, wie gut Sie sich kennen. Aber nicht mogeln!

1. Treiben Sie gezielt Sport?
❍ Nein (0)
❍ Ja, einmal die Woche (1)
❍ Ja, mehrmals in der Woche (2)

2. Nutzen Sie Ihr Rad als Verkehrsmittel?
❍ Nein, ich fahre immer mit dem Auto (0)
❍ Täglich, z. B. auf dem Weg zur Arbeit (2)
❍ Manchmal bei schönem Wetter (1)

3. Gehen Sie gerne ins Freie?
❍ Ich gehe mehrmals in der Woche spazieren oder joggen (2)
❍ Manchmal am Wochenende (1)
❍ Ich bin lieber zu Hause (0)

4. Wie verbringen Sie den überwiegenden Anteil Ihrer Freizeit?
❍ Im eigenen Garten, den ich hege und pflege, oder mit Aktivitäten in geselliger oder familiärer Runde (1)
❍ Sportlich – beim Rad fahren, Berg steigen oder Schwimmen kann ich am besten entspannen (2)
❍ Vor dem Fernseher oder Computer (0)

5. Wie oft benutzen Sie die Treppe?
❍ Wenn möglich benutze ich den Fahrstuhl (0)
❍ Ab und zu (1)
❍ Täglich mehrere Stockwerke (2)

6. Wie lang sitzen Sie täglich?

❍ Mehr als sechs Stunden im Büro oder Auto (0)
❍ Zwischen drei und sechs Stunden mit häufigen Unterbrechungen (1)
❍ Ich arbeite vorwiegend körperlich und sitze kaum (2)

7. Machen Sie regelmäßige Bewegungspausen, wenn Sie einseitige Arbeiten durchführen?

❍ Nein, denn time is money (0)
❍ Manchmal, wenn es die Situation erlaubt (1)
❍ Ja, so oft wie nur möglich (2)

8. Wie hoch ist Ihr Body-Mass-Index (siehe S. 8)?

❍ 18 – 25 (2)
❍ 26 – 30 (1)
❍ Über 30 oder unter 18 (0)

9. Wie ernähren Sie sich?

❍ Ausgewogen mit viel Obst und Gemüse (2)
❍ Vorwiegend gut bürgerlich (1)
❍ Häufig in der Kantine oder in einem Fastfood-Restaurant (0)

Ergebnis:

- **0 bis 8 Punkte:** Ihre körperliche Aktivität liegt unter Normalniveau. Kombiniert mit falscher Ernährung werden Sie langfristig an Gewicht zulegen und unvermeidlich an Leistungskraft verlieren. Die Minimalprogramme ab Seite 42 bieten Ihnen einen optimalen Einstieg, um Ihren Körper auf Vordermann zu bringen.
- **9 bis 19 Punkte:** Sie sind körperlich aktiv, auch im Alltag. Damit haben Sie sich bereits eine gute Basis an körperlicher Leistungsfähigkeit geschaffen. Nutzen Sie jede Möglichkeit, Ihre Fitness weiter auszubauen.
- **20 und mehr Punkte:** Gratulation, Sie sind überdurchschnittlich aktiv. Sie können es sich leisten, faul zu sein, ohne Ihre Leistungsfähigkeit einzubüßen. Optimieren Sie Ihren Fitnesszustand durch gezielte Übungsprogramme und clevere Zusatzhilfen.

Sind Sie zufrieden mit Ihrem Ergebnis? Wenn nicht, sollten Sie etwas dagegen tun. Je nach Lust und Laune bieten wir Ihnen verschiedene Trainingsprogramme an – nach dem Motto »wenig Aufwand, viel Erfolg«.

Die richtige Strategie im Alltag

Sie wollen fit und schlank sein, haben aber keine Lust, Ihre Freizeit aufwändigen Fitnessprogrammen zu opfern? Kein Problem: Integrieren Sie Ihre Übungen in den Alltag. Wenn Sie 1500–2000 Kalorien pro Woche durch Bewegung verbrauchen, befinden Sie sich auf dem besten Wege, dauerhaft abzunehmen und Ihren Körper in Form zu bringen. Womit Sie diese Kalorien abarbeiten ist egal – Hauptsache, Sie tun es. Folgende Tabelle zeigt Ihnen, wie viele Kalorien (in Bezug zum Körpergewicht) Sie verbrauchen, wenn Sie die diversen Tätigkeiten jeweils 10 Minuten lang ausführen:

Benutzen Sie für den Weg zur Arbeit nicht das Auto, sondern das Fahrrad. Ersetzen Sie den Stairmaster oder Stepper im Fitnessstudio durch regelmäßiges Treppensteigen und pfeifen Sie auf stickige und vollbesetzte Aufzüge.

Tätigkeit	Körpermasse in Kilogramm				
	Unter 60	70	80	90	über 110
Sitzen	10	12	14	16	20
Hausarbeit	34	41	47	53	68
Treppen steigen, abwärts	56	67	78	88	111
Treppen steigen, aufwärts	146	175	202	229	288
Gehen (3 km/h)	29	35	40	46	58
Gehen (6 km/h)	52	62	72	81	102
Joggen (10 km/h)	90	108	125	142	178
Laufen (12 km/h)	118	141	164	187	232
Rad fahren (10 km/h)	42	50	58	67	83
Rad fahren (21 km/h)	89	107	124	142	178
Rasen mähen mit Maschine	34	41	47	53	67
Rasen mähen per Hand	38	45	52	58	74
Holz hacken	60	73	84	96	121
Kegeln	56	67	78	90	111
Tanzen (mäßig)	35	42	48	55	69
Tanzen (intensiv)	48	57	66	75	94
Golf	33	40	48	55	68
Skilanglauf	98	117	138	158	194
Kraulschwimmen (langsam)	40	48	56	63	80

(aus Radlinger 1998)

Accessoires für Faule

»Steter Tropfen höhlt den Stein«: Der Effekt unserer Empfehlungen entsteht durch dauerhaften Einsatz. Die Belastung wird nach und nach in kleiner Dosis zugeführt.

Wer träumt nicht davon, ohne Mühe und Schweiß schlank und fit zu werden – einem gestylten Körper, am besten über Nacht oder beim Sitzen auf der Couch? Viele Anbieter locken in Fernseh-Werbesendungen mit verheißungsvollen Produkten. Leider halten diese Geräte nicht immer das, was Sie versprechen. Wir dagegen empfehlen Ihnen ausschließlich Hilfsmittel, die Sie problemlos in den Alltag integrieren können und die ohne zusätzlichen Zeitaufwand ihre Wirkung zeigen.

Tops und Flops

Top: Aktives Sitzen auf dem Gymnastikball

Vertauschen Sie Ihren Bürostuhl mit einem Gymnastikball. Er fördert Ihren Gleichgewichtssinn und aktiviert Ihre Bein- und Rückenmuskulatur. Spielerisch werden Sie dazu animiert, Ihre Sitzposition regelmäßig zu verändern. Einen Effekt in Richtung Bodystyling werden Sie durch diese Maßnahme alleine natürlich noch nicht erzielen. Ihr Rücken wird es Ihnen jedoch schon bald danken. Durch den ständigen Einsatz Ihres aktiven Bewegungsapparates entlasten Sie Ihre Wirbelsäule und beugen Rückenschmerzen effektiv vor. Wichtig: Gewöhnen Sie sich schrittweise an das aktive Sitzen. Wenn Sie zu lange auf dem Ball sitzen, werden Sie spüren, dass die zwar geringe, aber dauerhafte Belastung Ihre Muskulatur ermüden lässt. Deshalb empfehlen wir Ihnen, die Sitzdauer auf dem Gymnastikball allmählich zu steigern.

Top: Aktives Stehen und Gehen mittels MBT

MBT ist die Abkürzung für Masai Barfuß Technologie. Ein speziell entwickelter Schuh ermöglicht Ihnen ein völlig neues Ge(h)fühl. Diese einzigartige Spezialkonstruktion verwandelt den härtesten Alltagsboden in einen weichen elastischen Naturboden und vermittelt Ihnen ein Gefühl, als gingen Sie barfuß im Sand. Die außergewöhnliche Formung der Sohle aktiviert die aufrechte Körperhaltung und trainiert Schritt für Schritt Ihre Bein-, Gesäß-, Beckenboden- und Bauchmuskulatur. Der MBT dehnt, kräftigt, durchblutet und entspannt bei jedem Schritt und entlastet dabei Ihre Gelenke. Er ist das ideale Trainingsgerät für Personen, die viel gehen und stehen müssen. Nähere Infomationen über das ungewöhnliche Trainingsgerät »Schuh« erhalten Sie im Service-Teil auf S. 61.

Neutral: Traumkörper durch Muskelstimulation

Durch die Einwirkung von Strom werden kleine Muskelpartien ähnlich wie bei einem Training aktiviert. Die künstlich erzeugten elektrischen Impulse sind jedoch bei Billig-Geräten zu unregelmäßig, ein Muskelaufbau ist kaum möglich. Ebenso sind die Erfolgsaussichten bei kosmetischen Programmen gering. Lokale Fettverbrennung oder Cellulite-Bekämpfung sind auf diesem Weg leider nicht möglich. Teure Geräte (350 bis 800 €) werden vor allem von Spitzensportlern zur Regeneration nach intensivem Training eingesetzt. Niederfrequente und schwache Stromimpulse lockern die Muskulatur und regen den Stoffwechsel an. Unser Tipp: Sind Sie an dieser Art des Muskeltrainings interessiert, dann holen Sie auf alle Fälle den Rat eines kundigen Fachhändlers ein. Billige Geräte wecken leider oft Hoffnungen, die nicht erfüllt werden. Internet Adressen für empfehlenswerte Geräte und Hersteller finden Sie im Service-Teil.

Flop: Fit und schlank durch Pillen

Die Wunderpille, die zu Traummaßen verhilft, wurde leider noch nicht erfunden. Stiftung Warentest (Februar 2001) untersuchte 40 verschiedene Schlankheitsmittel auf Inhalt und Wirkung. Das Ergebnis ist einheitlich und eindeutig: Nahezu alle Produkte erhielten das Prädikat »nicht geeignet«. Lediglich Schlankheitsmittel, deren Wirkung auf Quelleffekten basieren, schnitten mit »Einschränkung geeignet« ab. Sinnvoll sind diese Produkte allerdings nur zur Unterstützung einer kalorienreduzierten Diät. Die Wirksamkeit homöopathischer Mittel konnte wissenschaftlich nicht nachgewiesen werden.

Was immer die Werbung uns auch weismachen will: Eine Wunderpille, die Fettpölsterchen über Nacht verschwinden lässt, gibt es nicht. Versprechungen dieser Art sind irreführend und unseriös.

Unser Tipp: Bauen Sie auf die natürlichen Schlank- und Fitmacher in der Nahrung. Diese sind wesentlich günstiger und fördern Ihre Gesundheit. Unser Rat: Schlank zu werden erfordert Ihre Eigeninitiative und die Überzeugung, das Wunschziel zu erreichen. Wenn Sie aus rein kosmetischen Gründen abnehmen, sollten Sie dies nicht auf Kosten Ihrer Gesundheit tun.

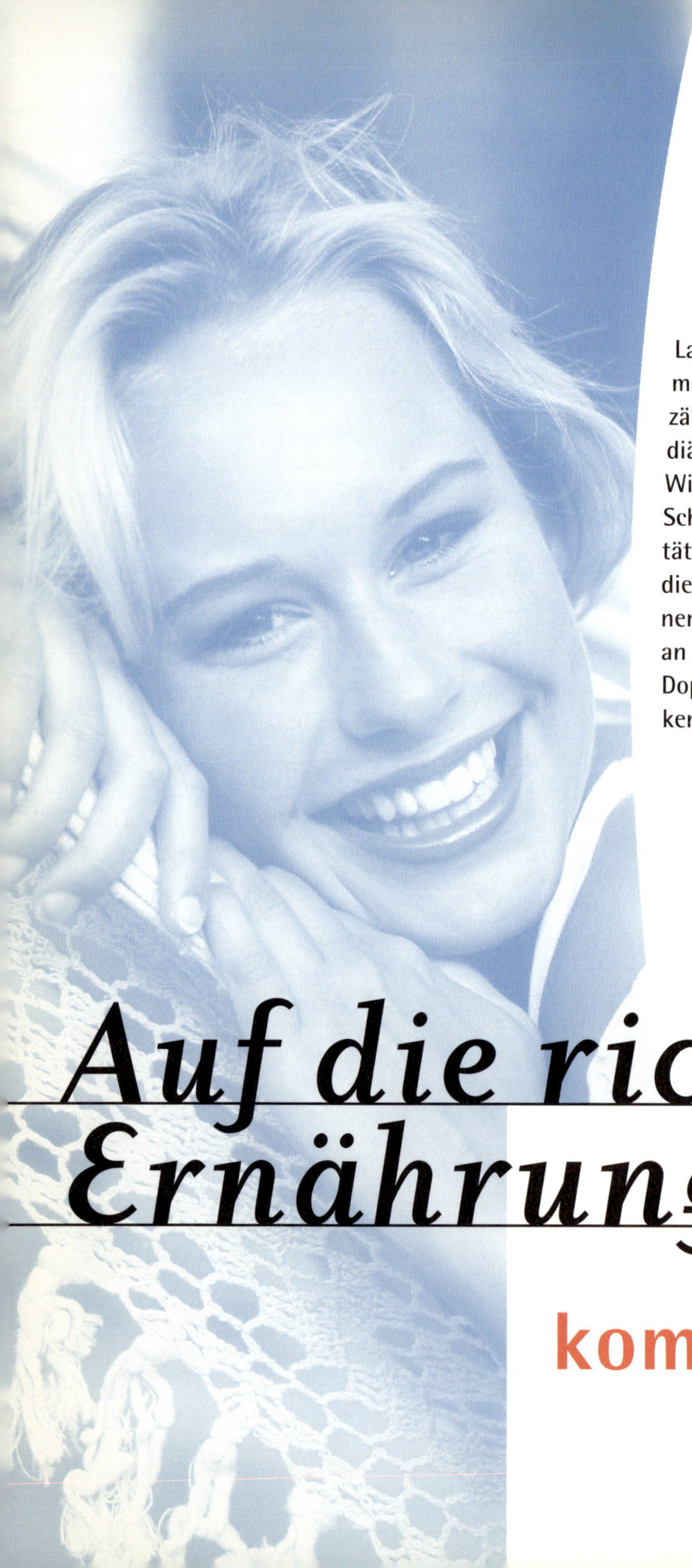

Lassen Sie sich nicht verrückt machen von lästigem Kalorienzählen oder angeblichen Wunderdiäten und Zauberpillen. Wichtigstes Prinzip der »Fit und Schlank-Ernährung« lautet: Qualität vor Quantität. Eignen Sie sich die wichtigsten Basisinformationen über eine gesunde Ernährung an und lernen Sie die natürlichen Dopingmittel unserer Nahrung kennen.

Auf die richtige Ernährung

kommt es an

Fitmacher und Antreiber

Genau wie ein Auto braucht auch der menschliche Motor den geeigneten Treibstoff. Er ist die Grundvoraussetzung für eine optimale Beschleunigung und sollte daher möglichst hochwertig sein.

Wirkstoff	Erklärung	Nahrungsquellen
Wachstums-hormon HGH	Baut Fett ab und Muskeln auf; wird aus den Aminosäuren Arginin und Lysin sowie den Vitaminen B6 und C gebildet; vor allem Krafttraining stimuliert die HGH-Bildung	**Arginin, Lysin:** Haferflocken, Milchprodukte, Eier, Geflügel, Meeresfrüchte; **Vitamin B6:** Fleisch-, Vollkorn-, Sojaprodukte **Vitamin C:** Zitrusfrüchte, Obst, Gemüse
Glukagon	Gegenspieler des Insulins; bringt Fett aus den Fettspeichern zur Energiegewinnung in die Muskulatur; besteht aus 29 Aminosäuren	**Fettarme Eiweißprodukte:** Fisch, Fleisch, Milchprodukte, Hülsenfrüchte
Noradrenalin	Holt Fett aus den Fettzellen zur Verbrennung in die Muskulatur; wird aus den Aminosäuren Phenylalanin und Tyrosin gebildet	**Phenylalanin, Tyrosin:** Fleisch, Fisch, Geflügel, Sojaprodukte, magerer Käse
Karnitin	Transportiert Fett aus dem Blut in die Muskelzelle zur Verbrennung; wird nur gebildet, wenn genügend Vitamin B6 und C sowie Eisen zur Verfügung stehen	**Karnitin:** mageres Fleisch, Geflügel, Milchprodukte; **Eisen:** Fleisch, Fisch, Grüngemüse, Vollkorngetreide, Nüsse, Sojaprodukte **Vitamin B6, C:** siehe oben
Methionin	Hilft dem Karnitin beim Transport der Fette in die Muskelzelle	Fleisch, Fisch, Geflügel, Käse, Sojaprodukte, Linsen
Taurin	Hilft bei der Bildung des Wachstumshormons HGH	Krabben, Muscheln, Fleisch

Eiweiß – der natürliche Schlankmacher

Unsere tägliche Eiweißzufuhr sollte zu einem Drittel aus tierischen und zu zwei Dritteln aus pflanzlichen Eiweißen bestehen.

Die richtige Auswahl von Eiweiß ist entscheidend für einen ungebremsten Antrieb. Eiweiß spielt eine wichtige Rolle bei der Verbrennung überflüssiger Pfunde und hilft unnötigen Ballast abzuwerfen. Wir stellen Ihnen eine Übersicht eiweißreicher Nahrungsmittel vor, anhand derer Sie wichtige Hormone und Aminosäuren kennen lernen. Aminosäuren sind Eiweißbausteine, aus denen unser Körper zusammengesetzt ist. Muskeln, Knochen, Blut, Immunsystem, Enzyme und Hormone: Alles besteht aus Aminosäuren.

Eiweißstoffe werden häufig auch als Proteine bezeichnet. Der Name Protein kommt vom griechischen »protos«, was soviel wie »der Erste« bedeutet. Das Protein wird als erster und bedeutendster Stoff eingestuft, weil es der Grundstein der Zellen ist.

Weitere Schlankmacher, die nicht in Eiweißprodukten enthalten sind

Wirkstoff	Erklärung	Nahrungsquellen
Vitamin C	Wichtig für die Bildung schlankmachender Hormone (z. B. Noradrenalin)	Zitrusfrüchte, Obst, Gemüse; hohe Konzentration in roter Paprika, Brokkoli, Kiwi
Magnesium (Mineralstoff)	Organisiert die Sauerstoffversorgung während der Fettverbrennung	Frisches Obst, Gemüse, Käse, Kartoffeln
Jod (Mineralstoff)	Jodmangel hemmt die Bildung des Schilddrüsenhormons Throxin, dem Zündfunken der Fettverbrennung	Jodsalz, Meeresfisch
Koffein	Fördert den Abbau von Fett zu freien Fettsäuren und aktiviert damit den Fettstoffwechsel; wirkungsvoller nach 4–5 Tagen Abstinenz	Kaffee, Tee, Guarana

Kohlenhydrate – Benzin für den Organismus

Kohlenhydrate sind die Hauptenergiequelle für all unsere Körperaktivitäten. Sie liefern den Brennstoff für die gesamte Muskel- und Gehirnarbeit. Wir unterscheiden zwischen »guten« und »schlechten« Kohlenhydraten. Die »guten« kommen in naturbelassenen Lebensmitteln wie Obst, Gemüse, Salat, Getreide, Brot, Kartoffeln, Hülsenfrüchten und Vollkornprodukten vor, die »schlechten« im Fabrikzucker und in chemisch behandelten Lebensmitteln wie Marmelade und Süßigkeiten. Der deutsche Name für Kohlenhydrate lautet Zucker, daher auch ihr schlechter Ruf als »Dickmacher«. Heute wissen wir, dass nur ein Teil der Kohlenhydrate dick macht – die »schlechten«. Von den guten können Sie essen, so viel Sie wollen. Sie werden vom Körper nur langsam abgebaut und sättigen über viele Stunden.

Kohlenhydrate können Sie ohne Bedenken zu sich nehmen – solange sie vollwertig sind! Der Grad der Verarbeitung spielt die entscheidende Rolle.

Vorsicht Insulinfalle

Nach dem Genuss von stark bearbeiteten Kohlenhydraten wie Zucker, Weißmehl, poliertem Reis usw. schnellt der Blutzuckerspiegel in die Höhe. Weil unser Körper diese Nahrungsmittel nicht selbst verarbeiten muss, gelangen sie rasch ins Blut. Um den Blutzuckerspiegel im Normalbereich zu halten, schickt die Bauchspeicheldrüse Insulin ins Blut. Das Insulin bewirkt, dass der Zucker in der Muskulatur verbrannt wird. Der Spiegel fällt drastisch nach unten ab; unserem Gehirn geht der notwendige Zucker aus, Müdigkeit und Heißhunger auf Süßes sind die Folge. Zusätzlich blockiert Insulin die Fettverbrennung, da bei erhöhtem Blutzuckerspiegel die Verbrennung von Kohlenhydraten in der Muskulatur Vorrang hat.

Mit vollwertigen Kohlenhydraten bleibt der Blutzuckerspiegel stabil. Unser Körper muss diese komplexen Nährstoffe erst zerlegen, bevor sie allmählich ins Blut gelangen.

Gut zu wissen

Die optimale Energieversorgung

Neben den Eiweißen braucht unser Körper Kohlenhydrate und Fette. Erst die richtige Mischung gibt uns den notwendigen Schwung und garantiert einen optimalen Verbrauch sowie eine lange Sättigungsdauer.

Der glykämische Index

Der glykämische Index (GLYX) besagt, wie stark die Insulinreaktion bei unterschiedlichen Lebensmitteln ist. Traubenzucker hat den höchsten Wert und löst somit eine starke Insulinreaktion aus. Gemüse hingegen hat einen sehr niedrigen Index und löst praktisch keine Reaktion aus. Folgende Übersicht zeigt den glykämischen Index verschiedener Nahrungsmittel.

Lebensmittel mit einem hohen GLYX sollten möglichst nicht mit Fett kombiniert werden, sie locken viel Insulin ins Blut; Produkte mit niedrigem GLYX dagegen schon, sie machen nicht dick!

Hoher glykämischer Index		Niedriger glykämischer Index	
Traubenzucker	100	Gemüse	15
Weißbrot	95	Schokolade (über 60 %	
Schnellkochreis	85	Kakao-Anteil)	22
Popcorn	85	Marmelade ohne Zucker	25
Cornflakes	85	Frisches Obst	30
Zucker (Saccharose)	75	Hülsenfrüchte	30
Biskuit	70	Milchprodukte	35
Polierter Reis	70	Schrotbrot	35
Mais	70	Vollkornnudeln	40
Graubrot	65	Weizenvollkornbrot	40
Dörrobst	60	Frischer Fruchtsaft	40
Bananen	60	Haferflocken	50
Konfitüre	55	Vollreis	50
Nudeln aus Weißmehl	55	Vollkornmüsli ohne Zucker	50

(aus Strunz 1999)

Fett – Energiereserven im Überfluss

Der deutsche Durchschnittsbürger ernährt sich zu fettreich. 40% der gesamten Nahrungsenergie besteht aus Fett – das ist einfach zu viel! Nicht von ungefähr hat Fett einen schlechten Ruf: Energie, die nicht benötigt wird, füllt die Speicherplätze und zeigt sich in Form von Fettpölsterchen. Fett, so heißt es, ist Ballast, der unsere Bewegung bremst. Aber Fett ist auch wichtig! In Maßen genossen, gibt Fett unserem Organismus Kraft.

Fett ist nicht gleich Fett!

Auch hier gilt der Grundsatz: Qualität vor Quantität. Es lohnt sich, diesen lebensnotwendigen Stoff einmal näher zu betrachten:

Fettsäuren	Erklärung	Nahrungsquellen	Empfehlung
Einfach ungesättigte Fettsäuren	Kann der Körper ohne Probleme verbrennen. Hat gesundheitsfördernde Effekte	Kaltgepresstes Olivenöl, Avocados, Mandeln, etc.	Sollten die Hauptfettmenge in der Nahrung ausmachen
Mehrfach ungesättigte Fettsäuren	Sind essenziell, ohne sie kann der Mensch nicht überleben, da sie nicht vom Körper gebildet werden können	**Omega-3-FS:** z. B. in Leinsamenöl, Kaltwasserfischen wie Makrele, Lachs. **Omega-6-FS:** z. B. in Sonnenblumen-, Soja- und Distelöl.	Mehr an Omega-3-FS, nicht zuviel an Omega-6-FS
Gesättigte Fettsäuren	Braucht der Körper eigentlich nicht, sind aber hochwertige Energieträger. Haben nach neueren Erkenntnissen in der Regel keine negativen Auswirkungen	Butter, Käse, Rindfleisch, Eier, Kokosfett, etc.	Nicht übertreiben, Verzehr in Maßen
Konjugierte Fettsäure	Noch relativ unerforscht, mögliche Körperfettreduktion	Milch, Käse, Butter	
Transfettsäuren	Entstehen bei der Verarbeitung von bestimmten Nahrungsmitteln	Fertigprodukte wie Tiefkühlpizza etc., hocherhitzte Milchprodukte, Margarine, Pommes-Frites, Knabbereien, Back- und Bratfette (in Keksen, industriell gefertigten Kuchen)	Sollten in jedem Fall streng (!) gemieden werden; vielleicht Auslöser für Herzkrankheiten, Krebs etc.

(aus Gorgos 1999)

B-Vitamine – die Hochleistungs-Vitamine

Wasserlösliche Vitamine werden ausgespült und können daher nicht überdosiert werden. Sie sollten regelmäßig, möglichst täglich zugeführt werden.

Die große Gruppe der B-Vitamine wirkt im menschlichen Organismus als Helfer bei nahezu allen Stoffwechselprozessen. B-Vitamine sind ebenso wie Vitamin C wasserlöslich und werden mit Ausnahme von Vitamin B12 nicht vom Körper gespeichert. Sie müssen regelmäßig mit der Nahrung zugeführt werden. Wasserlösliche Vitamine befinden sich vor allem in stark wasserhaltigen Nahrungsmitteln und selten in fettreichen Speisen.

Die folgende Tabelle zeigt Ihnen die besten Nahrungsquellen für Vitamin B. Auch Nahrungsergänzungen sind erlaubt. Wahllose und unkontrollierte Vitaminzufuhr ist jedoch nicht zu empfehlen. Ein Blutbild vom Arzt gibt genaue Informationen über eventuelle Mangelzustände. »Synthetische« Vitamine unterscheiden sich generell nicht in ihrer Wirkung von natürlichen Vitaminen. Für unseren Organismus spielt es keine Rolle, woraus das jeweilige Vitamin gewonnen wurde. Einzige Ausnahme ist das Vitamin E. Hier ist das natürliche Vitamin E dem synthetischen deutlich überlegen. Allerdings enthalten natürliche Lebensmittel viele Zusatzwirkstoffe, die die Wirkung der Vitamine potenzieren.

Expertentipp

Natürliches Doping für den Organismus

Nutzen Sie die Kraft des Stoffwechsels. Die richtigen Nährstoffe sorgen für einen gesteigerten Nahrungsumsatz und ermöglichen eine optimale Energiegewinnung. Vitamine, Enzyme, Mineralstoffe und Hormone aktivieren die Stoffwechselvorgänge im Körper.

Wirkstoff	Erklärung	Nahrungsquellen
Vitamin B1 (Thiamin)	Unterstützt im Muskel die Umsetzung von Zucker in Energie; fördert die Konzentrationsfähigkeit	Tierische Lebensmittel, Vollkornprodukte, Pilze, Mais, Hülsenfrüchte und Trockenhefe
Vitamin B2 (Riboflavin)	Energielieferant der Zellen; wichtige Rolle beim Fettstoffwechsel	Fisch, Milchprodukte, Gemüse, Kartoffeln und Pilze
Vitamin PP (Niacin)	Energieüberträger; wird zur Energiegewinnung benötigt	Leber, Fisch, Vollkornprodukte, Erdnüsse, Pflaumen und Bananen
Pantothensäure	Fördert den Fettstoffwechsel; Anti-Stress-Wirkung	Tierische Produkte, Getreideprodukte, Hülsenfrüchte, Gemüse, Pilze und Melonen
Vitamin B6 (Pyridoxin)	Helfer beim Proteinstoffwechsel; Unterstützt die Produktion von Antikörpern und weißen Blutkörperchen	Tierische Produkte, Bananen, Sojabohnen und Sprossen, Walnüsse und Vollkornprodukte
Folsäure	Unterstützt die Blutbildung; positive Wirkung auf Zellteilung und Zellneubildung	Dunkelgrünes Blattgemüse, Möhren, Hefe, Leber, Avocados, Eigelb und Vollkornprodukte
B12 (Cobalamin)	Erhöht das Energieniveau; positiver Einfluss auf Konzentration und Stressmanagement	Miesmuscheln, Lachs, Rinderfilet, Milch, Käse und Eier
Biotin	Bestandteil vieler Enzyme des Zellstoffwechsels; stärkt Haut und Haar	Milch, Eier, Vollkornprodukte, Naturreis, Hefe, gegarte Linsen, Haferflocken, Champignons

Weitere wichtige Vitamine

Wirkstoff	Erklärung	Nahrungsquellen
Vitamin C	Stärkt das Immunsystem; fängt freie Radikale, die durch intensives Training vermehrt gebildet werden; verhindert Gefäßablagerungen	Frisches Obst und Gemüse; besonders viel in rotem Paprika, Brokkoli, Kiwi
Vitamin D	Wird durch Sonneneinstrahlung in der Haut gebildet; wichtig für Muskelarbeit und Immunsystem	Milchprodukte, Eigelb, Seefisch
Vitamin E	Fängt freie Radikale; stärkt das Immunsystem; verhindert, dass sich Cholesterin an den Gefäßwänden ablagert	Pflanzenöle, Nüsse, Vollkorngetreide

Die wichtigsten Mineralstoffe

Mineralstoffe, auch Mineralien genannt, sind Salze, die in jeder Körperzelle enthalten sind. Sie haben eine Vielzahl verschiedener Aufgaben und sind ebenfalls unverzichtbar.

Wirkstoff	Erklärung	Nahrungsquellen
Kalium	Reguliert den Wasserhaushalt; wichtig für Muskelfunktion und Kohlenhydratspeicherung in der Muskulatur	Äpfel, Bananen, Orangen, Gemüse
Magnesium	Wichtig für das Zusammenspiel von Nerven und Muskeln; große Bedeutung für die Sauerstoffversorgung der Muskelzellen	Grünes Gemüse, Vollkorngetreide, Nüsse, magnesiumhaltige Mineralwässer

Die wichtigsten Spurenelemente

Wirkstoff	Erklärung	Nahrungsquellen
Chrom	Verbessert die Fettverbrennung und die Kohlenhydratverwertung in der Muskelzelle; wichtig für die Regulierung des Blutzuckerspiegels	Käse, Kakao, Vollkornprodukte, Fleisch
Eisen	Wichtig beim Sauerstofftransport im Blut und bei der Energiegewinnung	Rotes Fleisch, grünes Gemüse, Vollkorngetreide
Jod	Bestandteil der Schilddrüsenhormone; wichtig für die Energieproduktion in den Muskelzellen	Seefisch, Jodsalz
Selen	Schützt die Zellen vor freien Radikalen	Fisch, Fleisch, Vollkornprodukte, Soja
Zink	Stärkt das Immunsystem; wichtig beim Muskelaufbau	Fisch, Fleisch, Vollkornprodukte

Die wichtigsten Ernährungstipps auf einen Blick

- Hungern ist kein Mittel um abzunehmen.
- Vermeiden Sie verarbeitete Nahrungsmittel: Hier steckt alles drin, was dick macht.
- Bevorzugen Sie vollwertige Nahrungsmittel, sie enthalten reichlich Vitamine und Mineralstoffe.
- Verteilen Sie Ihre täglich benötigten Kalorien auf mindestens fünf Mahlzeiten: Verdauungsarbeit verbraucht Energie.
- Gute Kohlenhydrate machen nicht dick. An Obst, Gemüse und Vollkornprodukten können Sie sich bedenkenlos satt essen.
- Eine fettarme, vollwertige Ernährung zusammen mit regelmäßiger Bewegung bringt den maximalen Erfolg.

Hände weg von kurzfristigen Radikal-Diäten. Sie schaden dem Organismus und bewirken zudem keine dauerhafte Gewichtsreduzierung.

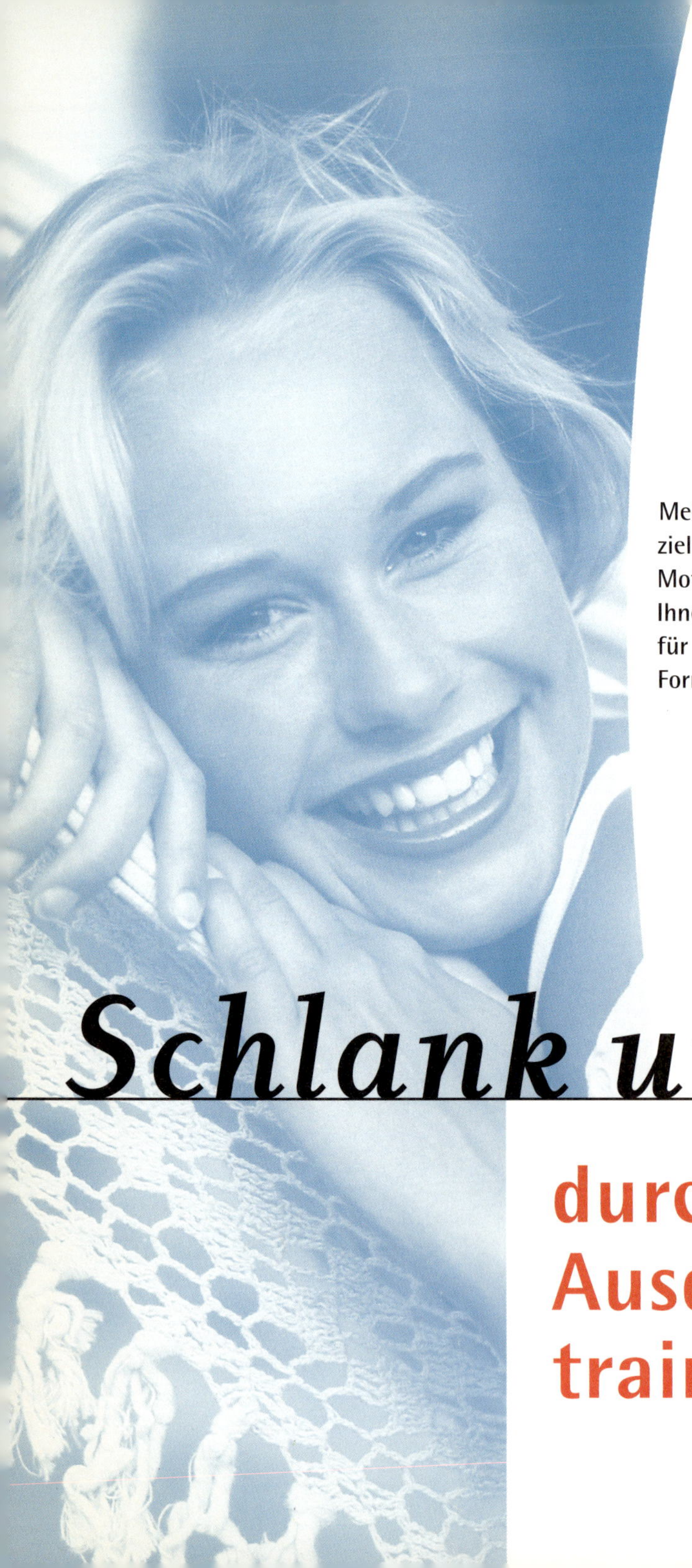

Mehr Energieverbrauch durch gezielte Bewegung: Gemäß unserem Motto »Fit for Faul« stellen wir Ihnen die zwei besten Methoden für Ausdauertraining vor, um in Form zu kommen.

Schlank und fit

durch Ausdauer-training

»Viel Zeit – wenig Schweiß« – das Fettstoffwechseltraining

Der menschliche Organismus gewinnt Energie für körperliche Belastungen vorwiegend aus Kohlenhydraten und Fetten.

- Kohlenhydrate werden hauptsächlich bei kurzen und intensiven Belastungen (Sprints, schnellem Treppensteigen) verbraucht und sind nur in begrenztem Maße verfügbar.
- Fette hingegen liefern Energie für lang andauernde Aktivitäten bei geringer Belastung wie zum Beispiel beim Gehen, bei gemäßigtem Laufen oder Rad fahren und leichten Alltagstätigkeiten. Die Reserven an Fett als Energiequelle sind dabei auch bei schlanken Menschen nahezu unerschöpflich.

Fette haben zahlreiche positive Wirkungen auf unseren Körper: Sie sind am Aufbau der Zellen beteiligt, halten unsere Organe elastisch, schützen den Körper vor Kälte und extremer Wärme und liefern jede Menge Energie.

Fühlen Sie sich wohl

»No pain – no gain!« – nach dieser Philosophie quälen viele Freizeitsportler oft lustlos ihren Körper durch vorgegebene Fitnessprogramme. Die Motivation bleibt dabei meistens auf der Strecke, der Spaß an der Bewegung geht verloren. Nicht jedermann verspürt den Drang, seinem Körper über Stunden hinweg das Letzte abzufordern. »Laufen ohne Schnaufen« oder »sanfte Gymnastik« sind die neuen Trends. Der Spaßfaktor spielt hier eine wichtige Rolle. Ohne Leistungsdruck und exzessive Belastungen werden das Wohlempfinden und die körperliche Leistungsfähigkeit deutlich angehoben.

Gut zu wissen

Der Fettstoffwechsel ist träge. Es dauert eine gewisse Zeit, bis er auf vollen Touren läuft. Das Fettstoffwechseltraining eignet sich für all diejenigen unter Ihnen, die sich nicht abhetzen wollen und nach dem Training nicht schweißgebadet sein möchten. Beim Fettstoffwechseltraining baut der Körper bereits während der Belastung Fett ab.

So gehen Sie vor

Bewegen Sie sich bei geringer Anstrengung über einen Zeitraum von mindestens einer Stunde. Die ersten 30 Minuten werden vorwiegend Kohlenhydrate verbrannt, erst dann setzt vermehrt Fettverbrauch ein. Nach oben sind der Belastungsdauer fast keine Grenzen gesetzt. Vorteil dieser Trainingsmethode: Plagen und Schuften sind nicht erwünscht. Ein Nachteil ist sicherlich der Zeitaufwand. Eine gesellige Radtour mit Freunden oder der Familie werden Sie jedoch sicherlich nicht als unangenehm empfinden, auch wenn sie über mehrere Stunden andauert. Die Trainingswirkung wird Sie belohnen.

Pulstabelle

Den Ruhepuls bestimmen Sie morgens unmittelbar vor dem Aufstehen. Dazu zählen Sie zehn Sekunden lang Ihre Herzschläge und nehmen die Anzahl mal sechs.

Der optimale Trainingspuls beim Fettstoffwechseltraining

Alter	RP 50	RP 60	RP 70	RP 80	RP 90
20	130–140	134–144	138–148	142–152	146–156
25	127–137	131–141	135–145	139–149	143–153
30	124–134	128–138	132–142	136–146	140–150
35	121–131	125–135	129–139	133–143	137–147
40	118–128	122–132	126–136	130–140	134–144
45	115–125	119–129	123–133	127–137	131–141
50	112–122	116–126	120–130	124–134	128–138
55	109–119	113–123	117–127	121–131	125–135
60	106–116	110–120	114–124	118–128	122–132
65	103–113	107–117	111–121	115–125	119–129
70	100–110	104–114	108–118	112–122	116–126

Die richtige Belastungsintensität

Die Belastung beim Ausdauertraining lässt sich durch Bestimmung der Herzfrequenz (= Anzahl der Herzschläge pro Minute) genau dosieren. Je höher die Herzfrequenz, desto größer der Kohlenhydratverbrauch und je niedriger die Herzfrequenz, desto mehr wird Energie aus Fetten gewonnen. In der Tabelle auf S. 26 finden Sie den für Sie optimalen Trainingspuls in Abhängigkeit von Alter und Ruhepuls.

Pulskontrolle während des Trainings

Eine optimale und einfache Kontrolle der Herzfrequenz bieten automatische Pulsfrequenzmesser (Brustgurt, Ohrclip). Beim Überschreiten bzw. Unterschreiten der vorgegebenen Zielherzfrequenz gibt das Gerät einen Signalton und ermöglicht dadurch eine ständige Kontrolle. Herzfrequenz-Messgeräte dieser Art sind in jedem Sportgeschäft ab etwa 50 € erhältlich. Es geht natürlich auch ohne technische Geräte. Unterbrechen Sie kurz das Training und messen Sie für zehn Sekunden Ihre Herzschläge. Dazu legen Sie zwei Fingerkuppen nahe des Kehlkopfs an die Halsschlagader. Multiplizieren Sie den Wert mit sechs und Sie erhalten Ihre aktuelle Herzfrequenz. Entsprechend Ihrer vorher bestimmten Zielfrequenz können Sie erkennen, ob Sie richtig belasten.

Ihr persönliches Belastungsempfinden und Wohlbefinden spielen ebenfalls eine wichtige Rolle. Tagesform und Motivation sind nicht immer gleich. Zu starre Trainingsvorgaben können auch Motivationsbremsen sein. Ihre eigene Körperwahrnehmung darf nicht zu kurz kommen. Sehen Sie die Pulsmessung als eine Orientierung zur Belastungsoptimierung und nicht als Dogma.

Expertentipp

Darauf müssen Sie achten

Wählen Sie auf der Tabelle den Ruhepuls und das Alter, welches Ihrem eigenen am nächsten kommt. Bewegen Sie sich beim Rad fahren eher im unteren Bereich, beim Laufen oder Walking gehen Sie bis zur Obergrenze.

»Kurz und schmerzlos« – das intensive Ausdauertraining

Ziel des Fettstoffwechsels ist die unmittelbare Nutzung und der Verbrauch Ihrer Fettreserven. Die Wirkungsweise eines intensiven Ausdauertrainings baut in erster Linie auf einen hohen Energieverbrauch während der Belastung und damit auf einen positiven Einfluss bezüglich der Energiebilanz.

Typisch faul – der Nachbrenneffekt

Während des Trainings verbraucht Ihr Körper große Mengen Kohlenhydrate und nur wenig Fett. Nach der Belastung kommt es zu einem »Nachbrenneffekt«, der über mehrere Stunden zusätzlich die Fettreserven angreift. Diese Art des Trainings ist ideal für Menschen mit wenig Zeit. Bereits ein Programm von 20–30 Minuten zeigt große Wirkung. Ihre optimale Belastung wählen Sie wiederum anhand der folgenden Tabelle.

Pulstabelle

Der optimale Trainingspuls beim Ausdauertraining					
Alter	**RP 50**	**RP 60**	**RP 70**	**RP 80**	**RP 90**
20	160-170	162-172	164-174	166-176	168-178
25	156-166	158-168	160-170	162-172	164-174
30	152-162	154-164	156-166	158-168	160-170
35	148-158	150-160	152-162	154-164	156-166
40	144-154	146-156	148-158	150-160	152-162
45	140-150	142-152	144-154	146-156	148-158
50	136-146	138-148	140-150	142-152	144-154
55	132-142	134-144	136-146	138-148	140-150
60	128-138	130-140	132-142	134-144	136-146
65	124-134	126-136	128-138	130-140	132-142
70	120-130	122-132	124-134	126-136	128-138

So trainieren Sie richtig

1. Trainieren Sie regelmäßig

Wenn Sie zwei- bis viermal pro Woche Ihre Ausdauer trainieren, haben sie den optimalen Effekt beim Fettabbau. Nur einmal in der Woche zu trainieren, wäre zu wenig. Häufigeres Training ist sinnvoll im Sinne eines Hochleistungstrainings, birgt aber die Gefahr der Überlastung.

Die beschriebenen Grundprinzipien der Trainingslehre gelten nicht nur für den Bereich der Ausdauer, sie sind ebenso die Voraussetzung für ein wirksames Krafttraining (siehe Seite 42 ff.).

2. Achten Sie auf Ihre Erholungsphasen

Auf jede Belastung sollte eine Phase der Entlastung folgen. Ihr Körper braucht ausreichend Zeit, um sich zu regenerieren, bevor Sie ihn mit einem neuerlichen Ausdauertraining belasten. Bei Fortgeschrittenen reicht ein Tag Pause, für Einsteiger sind zwei bis drei Tage optimal. Trainingsunterbrechungen über vier oder mehr Tage sind zu lang und hemmen den Trainingserfolg.

An Tagen, an denen Sie kein Ausdauertraining durchführen, können Sie problemlos ein Mini-Workout einschieben – es stellt eine andere Art der Belastung für Ihren Körper dar.

3. Das Prinzip der ansteigenden Belastung

Ihr Körper gewinnt durch gezieltes Training schnell an Leistungsfähigkeit und wird bei immer gleich bleibender Belastung unterfordert. Steigern Sie schrittweise die Belastung, indem Sie

- zuerst häufiger,
- dann länger
- und als Letztes intensiver trainieren.

Welche Sportart ist am effektivsten?

Als eine der idealsten Ausdauersportarten wird das Laufen bzw. Walking (schnelles Gehen mit kräftigem Armeinsatz) angesehen. Bereits bei geringstem Belastungs- und Zeitaufwand lassen sich damit große Erfolge erzielen. Aber nicht nur Effektivität ist gefragt, sondern auch der Spaßfaktor spielt subjektiv eine wichtige Rolle. Voll im Trend liegt hier Inline-Skating, das die Gelenke schont und viele Kalorien verbrennt. Bei stark übergewichtigen Personen, älteren Menschen und bei bestehenden Gelenkproblemen bieten sich dagegen Sportarten an, die den Körper eher entlasten wie zum Beispiel Rad fahren oder schwimmen.

- Für ein Fettstoffwechseltraining sind Sportarten gefragt, die über einen langen Zeitraum ohne große Anstrengung durchführbar sind wie beispielsweise Rad fahren oder Walking.
- Für Anfänger spielt vor allem die Belastungsdosierung eine wichtige Rolle. Von Jogging ist Einsteigern als Fettstoffwechseltraining abzuraten, da es mit einer zu hohen Belastung verbunden ist.
- Geeignet für ein Ausdauertraining sind dagegen alle Sportarten, die viele Muskeln gleichzeitig beanspruchen. Je mehr Muskelmasse aktiv ist, desto stärker wird das Herz-Kreislauf-System belastet.

Mithilfe der einzelnen Bewertungskriterien können Sie selbst herausfinden, welche Sportart für Ihre Bedürfnisse und Lebensumstände die richtige ist.

Die besten Ausdauersportarten im Überblick

Bei der Auswahl der richtigen Sportart spielen auch organisatorische Überlegungen eine Rolle. Die Kosten oder die Abhängigkeit von äußeren Bedingungen wie dem Wetter oder dem Kursangebot sind ebenso wichtig wie die Trainingsfaktoren.

So errechnen Sie die Gesamtnote

Die ersten fünf Bewertungskriterien bilden die Zwischennote Training. Sie wird für die Gesamtnote doppelt gewertet, da Sie den Erfolg entscheidend beeinflusst. Die restlichen drei Punkte fallen in den Bereich Organisation. Viele Kriterien sind natürlich sehr subjektiv, wie zum Beispiel der Spaßfaktor oder die Abhängigkeit von äußeren Bedingungen. Entscheiden Sie selbst, welche Sportart Ihnen am besten gefällt, die Tabelle soll Ihnen lediglich einen Überblick verschaffen.

Lust statt Last

Sie müssen sich natürlich nicht auf eine Sportart festlegen. Im Gegenteil: Probieren Sie möglichst viele Ausdauervarianten aus und mischen Sie diese in Ihr Trainingsprogramm. Ihr Training wird dadurch abwechslungsreicher und Sie beugen Überanstrengungen durch einseitige Belastungen vor. Vor allem Profi-Läufer mit hohen Trainingsumfängen suchen Alternativen und Ergänzungen, um das Herz-Kreislauf-System zu optimieren. Hierfür bietet sich Inline-Skaten an: Die Herz-Kreislauf-Belastung ist der beim Laufen sehr ähnlich.

	Jogging	Rad fahren	Schwimmen	Walking	Inline-Skating	Langlauf	Aerobic	Triathlon
Effektivität	2	3	2	2	3	1	2	2
Fettstoffwechseltraining	3	1	3	1	1	1	4	1
Belastungsdosierung	2	1	2	2	1	1	3	1
Orthopädische Belastung	4	2	1	1	1	1	3	2
Spaßfaktor	3	2	3	3	1	2	1	3
Zwischennote Training	2,8	1,8	2,2	1,8	1,4	1,2	2,6	1,8
Bedingungen	1	2	4	1	2	5	5	2
Kosten	2	2	1	1	3	4	4	5
Unfallgefahr	1	2	2	1	4	2	2	2
Zwischennote Organisation	1,3	2,0	2,3	1,0	3,0	3,7	3,7	3,0
Gesamtnote	**2,3**	**1,9**	**2,2**	**1,5**	**1,9**	**2,0**	**3,0**	**2,2**

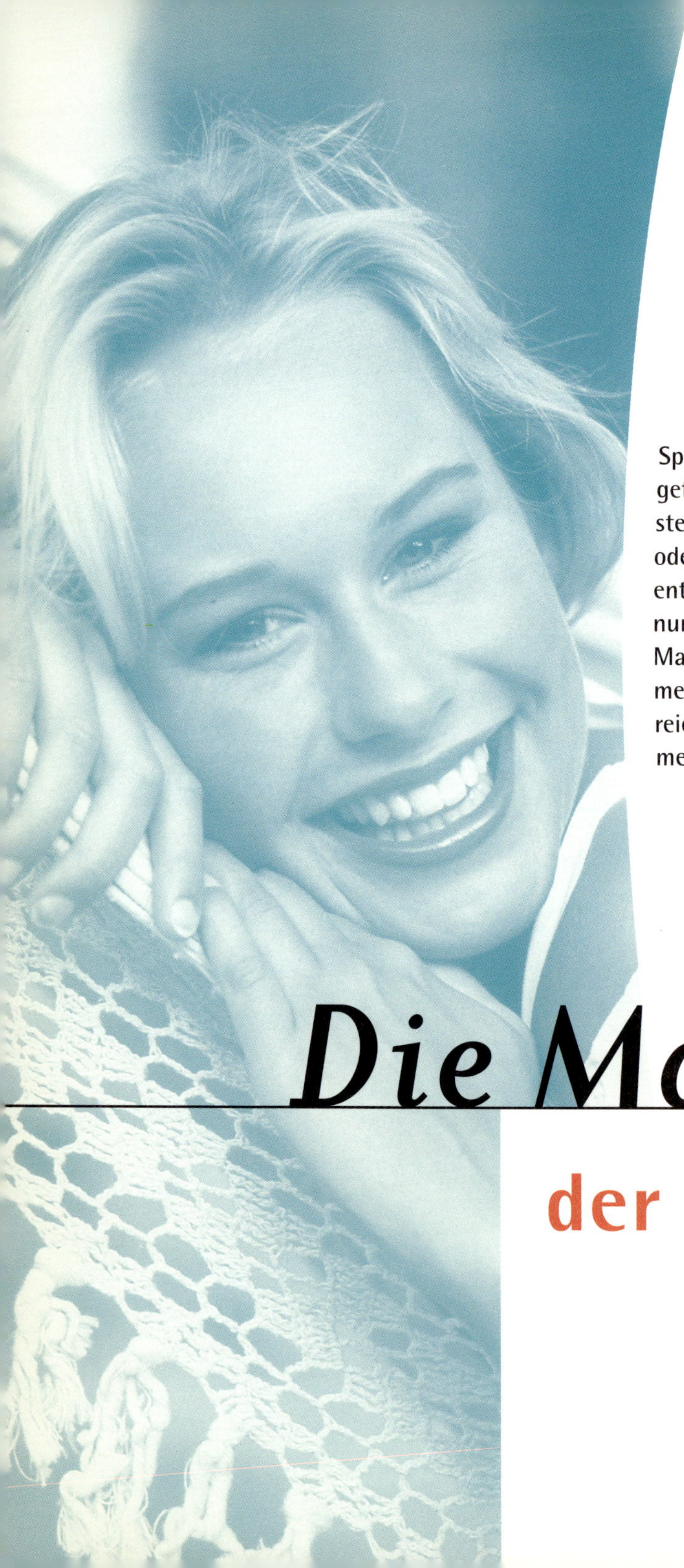

Sportpsychologen haben herausgefunden, dass die geistige Einstellung maßgeblich über Erfolg oder Misserfolg eines Sportlers entscheidet. Heute nutzen nicht nur Sportler, sondern auch viele Manager und Führungskräfte ihre mentalen Energien, um erfolgreich zu sein. Setzen auch Sie Ihre mentalen Antreiber ein.

Die Macht

der Psyche

Auf die richtigen Ziele kommt es an

Wer ein Ziel hat, es klar formuliert und es innerlich erreichen kann, hat die besten Voraussetzungen, sein Vorhaben erfolgreich abzuschließen. Setzen Sie sich deshalb realistische Ziele. Ihr Wunsch ist es, möglichst schnell und ohne sinnlose Zeitverschwendung fit und schlank zu werden. Dies ist eine realistisch-optimistische Zielsetzung, wenn Sie die Anregungen dieses Buches konsequent und intelligent umsetzen. Wer eine positive Rückmeldung erhält, ist motiviert, seine Strategie zielstrebig und ohne Umschweife zu verfolgen. Testen Sie deshalb in regelmäßigen Abständen von zwei bis vier Wochen Ihre Fitness. Den »Fit & Faul« Fitness-Check finden Sie auf Seite 46ff. – bleiben Sie motiviert!

Je stärker Sie im mentalen Bereich sind, desto leichter können Sie Hürden überwinden, die Sie behindern. Denn: Mentales Training aktiviert geistige Kräfte wie Motivation, Zielstrebigkeit, Ausdauer, Präsenz und Konzentrationsfähigkeit.

Denken Sie sich ans Ziel!

Formulieren Sie Ihre Wünsche und Ziele immer positiv und optimistisch. Und bedenken Sie: Durch intensive Vorstellung können körperliche Reaktionen ausgelöst werden. Je stärker Sie Ihre Vorstellung erleben, desto größer wird auch Ihr Wille, Ihr persönliches Ziel zu verwirklichen. Die mentale Zielvorstellung besitzt dabei eine Art magnetische Wirkung. Nehmen Sie in Gedanken das erreichte Ziel vorweg. Durch die Vorfreude, fit zu sein, werden Sie bewusst und unterbewusst von Ihrem Ziel angezogen. Ihr Wunsch und die Motivation, alles dafür tun zu wollen, werden auf diesem Wege aktiviert.

Gut zu wissen

Halten Sie sich stets vor Augen, dass jeder »Fit for Faul«-Baustein wichtig ist und Sie Ihrem großen Ziel, fit und schlank zu werden, einen weiteren Schritt näher bringt. Nutzen Sie möglichst viele Helfer und Strategien, um Ihr Ziel möglichst schnell und effektiv zu erreichen.

Stress – psychischer und körperlicher Ballast

Auf ein Übermaß an negativem Stress reagiert unser Körper mit Befindlichkeitsstörungen wie Kopfschmerzen oder Schlafstörungen. Sie sind ein Zeichen dafür, dass wir keine Maschinen sind, sondern lebendige Wesen, die von Zeit zu Zeit auch mal Ruhe und Entspannung brauchen, um ihre Aufgaben zu erfüllen.

Das psychische Wohlbefinden beeinträchtigt entscheidend unsere Antriebskraft. Körper und Geist gehören zusammen und beeinflussen sich gegenseitig. Ein Übermaß an Stress bremst und schwächt unseren Körper. Erinnern Sie sich an unser Beispiel mit dem Heißluftballon: Das Gewicht im Korb muss auf den Auftrieb des Ballons abgestimmt sein. Laden wir uns zu viel Ballast auf, sinken wir zu Boden. Wohl dosierte Trägheit und Entspannung füllen unsere mentalen und körperlichen Energiespeicher. Daher finden Sie im folgenden Kapitel eine Anleitung zur erfolgreichen Entspannung. Stress ist eine typische Erscheinung unserer heutigen Informations- und Dienstleistungsgesellschaft. Anders als noch vor wenigen Jahrzehnten sind die Anforderungen im Beruf drastisch gestiegen. Und auch Kinder stehen bereits durch den Leistungsdruck in Schule und Freizeit unter Hochspannung. Manche Wissenschaftler behaupten sogar, wir würden heutzutage beim Überqueren einer vierspurigen Straße mehr Stress erleben, als ein Neandertaler den ganzen Tag. Stress macht dann krank, wenn wir chronisch über- oder unterfordert sind.

Die Stressreaktion

Was wir heute als Stress bezeichnen, war für unsere Vorfahren aus der Steinzeit eine notwendige Überlebensstrategie. Auf äußere Bedrohungen, wie zum Beispiel das unerwartete Erscheinen eines Bären, gab es für den Neandertaler nur zwei Reaktionen: Kampf oder Flucht! Beide Reaktionen setzten eine hohe körperliche Leistungsbereitschaft voraus. Stress ist sozusagen der Zündfunke für eine körperliche Reaktion. Das Gehirn gibt den Befehl und die Nebenniere schickt die Hormone Adrenalin und Noradrenalin ins Blut. Beide erhöhen den Herzschlag, beschleunigen die Atmung, treiben den Blutdruck in die Höhe und versetzen die Muskulatur in extreme Spannung – alles Reaktionen, die den Betreffenden in die Lage versetzen, zu flüchten oder zu kämpfen. Im Anschluss an diese körperliche Aktion normalisierten sich die Abläufe wieder. Stress war ursprünglich ein sehr nützlicher, ja lebensnotwendiger Zustand. Im

Laufe der Zeit haben sich die Umstände geändert. Die Stelle des Bären nimmt heute vielleicht Ihr Chef ein, der Sie durch immer höhere Anforderungen unter Druck setzt.

Als einmaliges Ereignis kann Stress auch leistungsfördernd wirken, indem er uns aktiviert. Wenn dieser aktive Zustand allerdings nicht mehr nachlässt und chronisch wird, kommt es über kurz oder lang zu gesundheitlichen Problemen.

Was Stress bewirkt

Auswirkungen	Kurzfristig	Langfristig
Auf den Körper	Beschleunigter Herzschlag, erhöhter Blutdruck, verstärkte Adrenalinausschüttung	Kopfschmerzen, Magengeschwüre, erhöhte Gefahr für Herz-Kreislauf-Erkrankungen
Auf das Erleben	Starke Anspannung, Frustration, schneller Ärger, Müdigkeit	Starke Unzufriedenheit, Depressionsgefahr, Zerschlagenheit, sinkendes Selbstwertgefühl
Auf die Leistung	Große Schwankungen, mangelnde Konzentration, viele Fehler	Gefahr der Abhängigkeit von Alkohol, Nikotin oder Arzneimitteln
Auf das Sozialverhalten	Erhöhte Aggressivität, größere Verschlossenheit	Eskalierende Konflikte, resignativer Rückzug in sich selbst

(aus Pramann 2000, S.78)

Stress scheint in unserer heutigen Gesellschaft nahezu allgegenwärtig. Oft ist bereits die Gestaltung der Freizeit mit enormen Druck verbunden, der stressähnliche Symptome nach sich zieht. Bei Ihrem Ziel fitter zu werden, sollten Sie diesen Fehler auf keinen Fall machen. Stress bremst! Atmen Sie deshalb zwischendurch kräftig aus. Dabei produziert der Körper verstärkt Kalium – das Anti-Stress-Salz.

Ihr persönliches Stressprofil

Mit folgendem Test (aus Strunz 1999, S.166) können Sie überprüfen, ob Ihr Stressmaß voll ist.

Der Stresstest

Beantworten Sie folgende Fragen:

- Sie haben keine Zeit für sportliche Aktivitäten?
  ❍ Ja ❍ Nein
- Haben Sie eine Scheidung/Trennung hinter sich?
  ❍ Ja ❍ Nein
- Hatten Sie kürzlich einen Unfall, eine ernste Krankheit oder eine Operation?
  ❍ Ja ❍ Nein
- Schlafen Sie schlecht?
  ❍ Ja ❍ Nein
- Haben Sie häufiger das Gefühl, dass Ihnen alles über den Kopf wächst?
  ❍ Ja ❍ Nein
- Haben Sie Geldsorgen?
  ❍ Ja ❍ Nein
- Sitzen Sie häufiger vor dem Fernseher, als mit Freunden etwas zu unternehmen?
  ❍ Ja ❍ Nein
- Sind Sie verärgert über Nachbarn und/oder Kollegen?
  ❍ Ja ❍ Nein
- Fühlen Sie sich häufig von Ihren Kollegen und/oder Freunden enttäuscht?
  ❍ Ja ❍ Nein
- Trösten Sie sich oft mit Süßigkeiten?
  ❍ Ja ❍ Nein
- Sind Sie häufig eifersüchtig?
  ❍ Ja ❍ Nein
- Verspüren Sie oft Neid?
  ❍ Ja ❍ Nein
- Arbeiten Sie mehrmals pro Woche mehr als acht Stunden und leiden darunter?
  ❍ Ja ❍ Nein

- Streiten Sie häufig mit Mitmenschen?
  ❍ Ja ❍ Nein
- Erheben Sie ab und zu die Stimme gegen Kollegen oder Familienmitglieder?
  ❍ Ja ❍ Nein
- Rauchen Sie mehr als fünf Zigaretten pro Tag?
  ❍ Ja ❍ Nein
- Arbeiten oder wohnen Sie unter starker Lärmbelästigung?
  ❍ Ja ❍ Nein
- Trinken Sie jeden Tag mehr als ein Glas Alkohol?
  ❍ Ja ❍ Nein
- Suchen Sie oft nach verlegten Dingen?
  ❍ Ja ❍ Nein
- Sind Sie mit Ihrem Liebesleben zufrieden?
  ❍ Ja ❍ Nein
- Fahren Sie mehr als 10 000 km pro Jahr mit dem Auto?
  ❍ Ja ❍ Nein

Testauswertung:

Zählen Sie Ihre Ja-Stimmen zusammen.

- **0–2 Punkte:** Sie führen ein beneidenswert stressfreies Leben. Ihr Risiko, aufgrund von Stress Gesundheitsprobleme zu bekommen, ist gering.
- **4–7 Punkte:** Ihr Gesundheitsrisiko ist etwas erhöht. Sie sollten vorbeugend Entspannungsmaßnahmen wie die Progressive Muskelentspannung nach Jakobsen oder Atemtraining ergreifen (siehe Seite 39 ff.)
- **8–15 Punkte:** Sie lassen sich etwas zu viel stressen: Wenn Sie nicht schon Gesundheitsprobleme haben, ist das Risiko dafür deutlich erhöht. Noch ist es aber nicht zu spät. Die Entspannungstechniken ab Seite 39 werden Ihnen helfen, besser mit Stress umzugehen.
- **Mehr als 16 Punkte:** Ihr Stressmaß ist voll. Sie riskieren Ihre Gesundheit. Wahrscheinlich haben Sie bereits mehr oder weniger starke Gesundheitsprobleme. Planen Sie regelmäßig Entspannungspausen in Ihren Tagesablauf ein. Unter Umständen sollten Sie sich professionelle psychologische Hilfe in Sachen Entspannung holen.

Das optimale Stressmanagement

Was können Sie gegen Stress tun? Finden Sie Ihr inneres Gleichgewicht durch Entspannung. Ein gezielt erlerntes Entspannungstraining wird Sie in die Lage versetzen, dem Stress im wahrsten Sinne des Wortes den Hahn abzudrehen. Im Idealfall legen Sie in stressigen Situationen einen inneren Hebel auf Entspannung um. Dazu ist es notwendig, eine Entspannungstechnik zu erlernen. Um einen dauerhaften Erfolg zu erzielen, müssen Sie diese allerdings genauso üben und trainieren wie Ihre Muskulatur.

Es gibt zahlreiche Entspannungstechniken. Wir haben zwei für Sie herausgegriffen. Wenn Sie sich noch über andere Möglichkeiten informieren wollen, finden Sie ein reichhaltiges Angebot in Gesundheitszentren und Volkshochschulen.

Geben Sie dem Stress keine Chance!

- Lernen Sie, nein zu sagen! Sie selbst und Ihre Bedürfnisse sind genauso wichtig wie alle anderen Menschen und deren Bedürfnisse.
- Planen Sie regelmäßige Erholungszeiten ein! Seien Sie hin und wieder faul. Nur wer sich Auszeiten zugesteht ist hinterher wieder voll leistungsfähig.
- Nehmen Sie sich neben beruflichen oder privaten Verpflichtungen immer auch Zeit für sich selbst.
- Versuchen Sie nicht, alle Probleme auf einmal zu lösen. Gehen Sie Schritt für Schritt vor.
- Geben Sie sich die Erlaubnis zu versagen, ohne dabei Angst zu haben, dass davon die Welt untergeht.
- Vergleichen Sie sich nicht ständig mit anderen.
- Verringern Sie Ihr Bedürfnis, alles kontrollieren und verstehen zu wollen.

In der Ruhe liegt die Kraft

Wenn Sie auch nach Verinnerlichung der genannten Punkte noch Probleme mit negativen Stresserlebnissen haben, dann wird es notwendig, eine wirkungsvolle Entspannungstechnik zu erlernen. Yoga, Feldenkrais, Autogenes Training oder Meditation sind Möglichkeiten, die Sie allerdings am besten mit Hilfe eines Lehrers oder in einem Kurs erlernen sollten. Wir stellen Ihnen zwei effektive und einfache Entspannungsmethoden vor, die Sie leicht selbst lernen können: die Progressive Muskelentspannung nach Jakobsen und das Atemtraining.

Progressive Muskelentspannung nach Jakobsen

Dieses Entspannungsverfahren wurde von dem amerikanischen Psychologen Edmund Jakobsen in den 30er-Jahren des vergangenen Jahrhunderts entwickelt. Das Prinzip der progressiven Muskelentspannung beruht auf der Tatsache, dass die psychische Anspannung immer auch eine Anspannung der Muskulatur mit sich bringt. Umgekehrt verhält es sich genauso. Wenn Sie also lernen, in stressigen Situationen Ihre erhöhte Muskelspannung wahrzunehmen und dann bewusst loszulassen, entspannt sich damit auch Ihre Psyche. Sie lernen bei den Übungen, sich besonders auf den entspannten Zustand zu konzentrieren. Damit vermeiden Sie eine ständige Anspannung im Alltag und daraus resultierende Gesundheitsprobleme.

Darauf kommt es an

Bei den folgenden Übungen geht es darum, Erfahrung mit der progressiven Muskelentspannung zu sammeln sowie ein Körpergefühl für Anspannung und Entspannung zu entwickeln und erste Erfolge wahrzunehmen. Wir stellen Ihnen 14 Übungen vor, die Sie jeweils einmal wiederholen. Anfangs sollten Sie möglichst jeden Tag, in jedem Fall aber alle zwei Tage üben. Insgesamt benötigen Sie etwa 10-15 Minuten.

Für die Übungen sollten Sie sich Zeit nehmen und für eine möglichst ruhige Umgebung sorgen. Legen Sie sich auf den Rücken und schließen Sie die Augen. Bei den Übungen spannen Sie 14 verschiedene Muskelgruppen jeweils sieben Sekunden lang an. Danach lösen Sie die Spannung und spüren etwa 20 Sekunden ganz bewusst die Entspannung in der Muskulatur. Lassen Sie sich Zeit, bis Sie zur nächsten Übung gehen.

Die Übungen

(nach Ott 2000, Seite 66)

- **Rechte Hand, rechter Unterarm:** Schließen Sie die rechte Hand zu einer Faust. Anspannen – Halten – Loslassen.
- **Rechter Oberarm:** Strecken Sie den Arm ganz aus. Anspannen – Halten – Loslassen.
- **Linke Hand, linker Unterarm:** Schließen Sie die linke Hand zu einer Faust. Anspannen – Halten – Loslassen.

- **Linker Oberarm:** Strecken Sie den Arm ganz aus. Anspannen – Entspannen – Loslassen.
- **Augen und Nase:** Kneifen Sie die Augen fest zusammen und rümpfen Sie die Nase. Anspannen – Halten – Loslassen.
- **Wangen und Kiefer:** Drücken Sie die Zähne behutsam aufeinander und ziehen Sie die Mundwinkel nach außen. Anspannen – Halten – Loslassen.
- **Nacken und Hals:** Ziehen Sie das Kinn zum Hals und drücken Sie den Hinterkopf gegen den Boden. Anspannen – Halten – Loslassen.
- **Schultern und Nacken:** Ziehen Sie die Schultern nach oben. Anspannen – Halten – Loslassen.
- **Bauch:** Ziehen Sie den Bauch nach innen und drücken Sie den unteren Rücken gegen den Boden. Anspannen – Halten – Loslassen.
- **Rücken:** Drücken Sie das Becken weg vom Boden. Nur die Schultern und die Unterschenkel halten Kontakt mit der Unterlage. Anspannen – Halten – Loslassen.
- **Rechter Oberschenkel:** Spannen Sie den rechten Oberschenkel an. Anspannen – Halten – Loslassen.
- **Rechter Unterschenkel:** Ziehen Sie den rechten Fuß in Richtung Schienbein. Anspannen – Halten – Loslassen.
- **Linker Oberschenkel:** Spannen Sie den linken Oberschenkel an. Anspannen – Halten – Loslassen.
- **Linker Unterschenkel:** Ziehen Sie den linken Fuß in Richtung Schienbein. Anspannen – Halten – Loslassen.

Atemtraining

Stress bewirkt, dass Sie häufiger ein- als ausatmen. Auch das ist eine genetisch bedingte und ehemals lebensnotwendige Reaktion unseres Körpers: Um vor dem Bären weglaufen zu können, brauchte unser Neandertaler viel Sauerstoff. Unter Dauerstress atmen Sie immer etwas mehr ein als aus. Normalerweise machen wir etwa 12–16 Atemzüge pro Minute. Bei Stress steigt die Zahl der Atemzüge an, die Atmung wird flacher. Wenn Sie dagegen entspannt sind, können Sie mit weniger als 12 Atemzügen auskommen. Mit Hilfe der folgenden Übungen lernen Sie, sich durch bewusstes Atemtraining zu entspannen.

Übung 1

Nehmen Sie sich etwa fünf Minuten Zeit. Setzen Sie sich ganz entspannt auf einen Stuhl oder legen Sie sich auf den Rücken, die Beine hoch gelagert. Halten Sie eine Uhr griffbereit. Die Hände geben Sie in den Schoß. Konzentrieren Sie sich jetzt auf Ihre Atmung: Wie oft atmen Sie? Konzentrieren Sie sich auf die Ausatmung! Atmen Sie ein und verlängern Sie die Ausatmung. Warten Sie, bis die Einatmung von selbst kommt. Versuchen Sie jetzt, die Zahl der Atemzüge zu reduzieren. Erst auf zehn, dann auf acht pro Minute. Wenn Sie wollen auch noch weiter. Üben Sie regelmäßig drei- bis viermal pro Woche, so lange, bis Sie bei vier Atemzügen angelangt sind.

Genießen Sie das friedliche, angenehme Gefühl, das sich einstellt, sobald Sie ganz entspannt sind. Wenn Sie die Übungen beenden möchten, beginnen Sie mit kleinen Bewegungen. Strecken Sie sich, öffnen Sie die Augen und richten Sie sich langsam auf.

Übung 2

Legen Sie sich bequem auf den Boden, wenn Sie möchten auf eine Decke und ein Kissen. Schließen Sie die Augen. Atmen Sie tief ein. Während Sie langsam ausatmen, fühlen Sie das Gewicht Ihres Körpers fest auf dem Boden; bei den nächsten Atemzügen konzentrieren Sie sich darauf, wie der Boden Ihr Gewicht trägt. Konzentrieren Sie sich jetzt besonders auf Ihre Füße. Wie fühlen sich Ihre Zehen an, wie die Muskeln in der Fußsohle und um die Fußknöchel? Wenn sich irgendein Körperteil angespannt anfühlt, verweilen Sie mit Ihrer Aufmerksamkeit an dieser Stelle und lassen Sie beim Ausatmen die Anspannung abklingen.

Beschäftigen Sie sich nacheinander mit allen größeren Muskelgruppen in Unterschenkel, Oberschenkel, Gesäß, Becken Taille, Magengegend, unterem Rücken, oberem Rücken, Brustkorb, Schultern, Oberarm, Unterarm, Händen, Hals, Mund, Zunge, Wangen, Augen, Stirn und lassen Sie jegliche Spannung beim Ausatmen in den Boden abfließen.

Übung 1

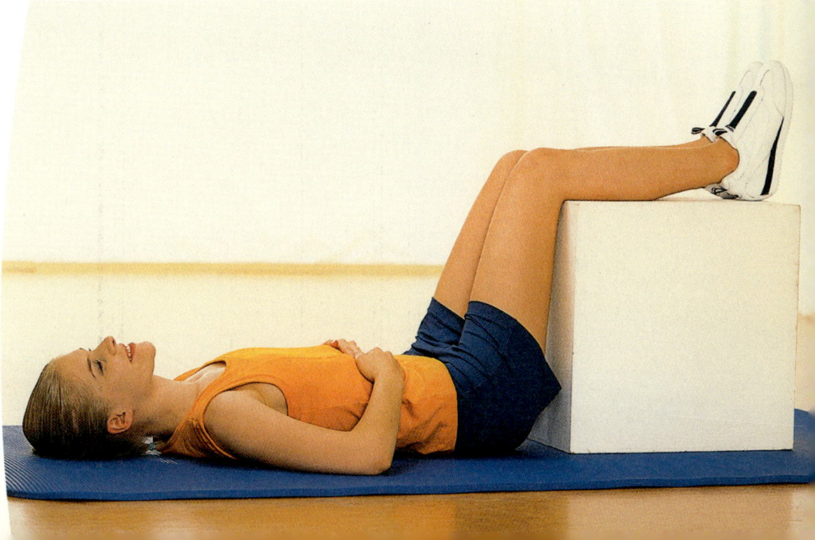

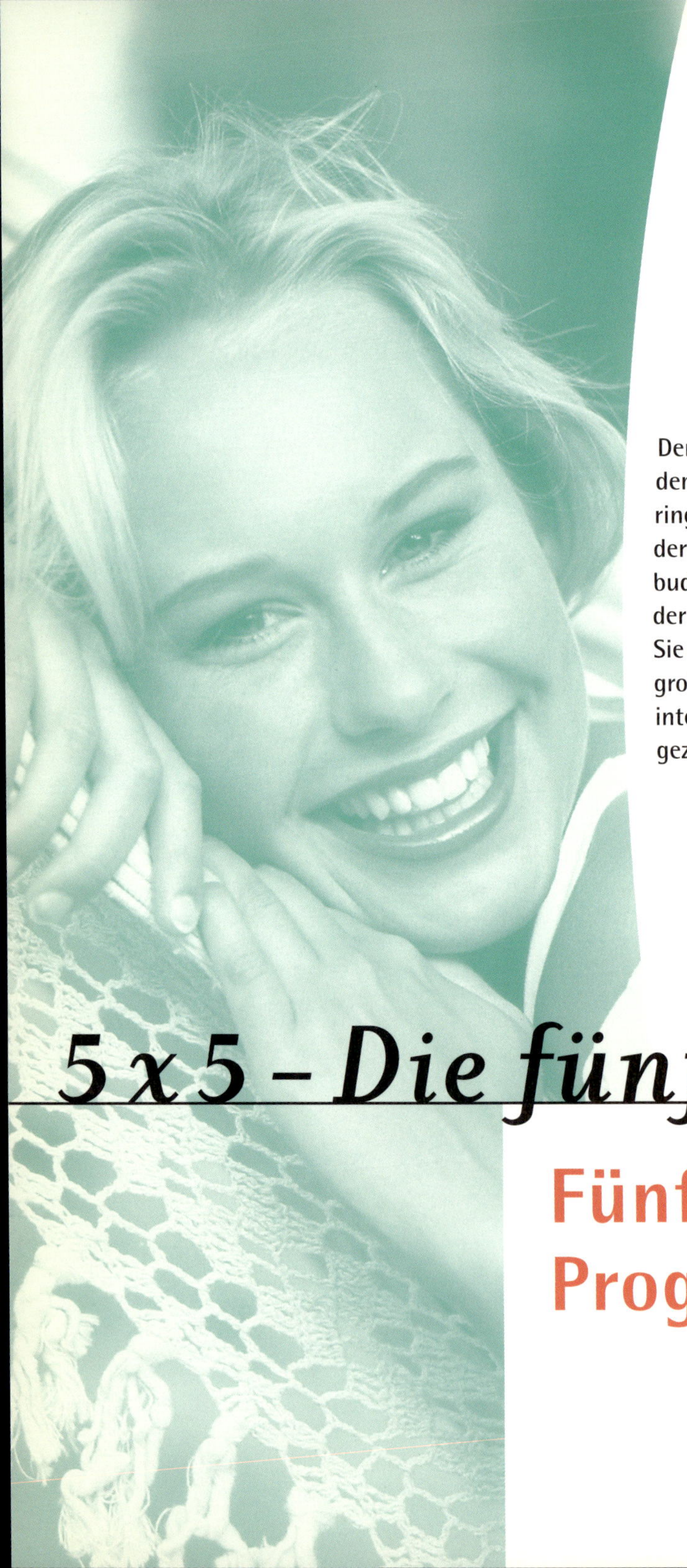

Der folgende Praxisteil steht unter dem Motto: Viel Wirkung bei geringem Zeitaufwand. Egal, ob Sie der Machertyp mit knappem Zeitbudget sind oder der Genießer, der Zeit für seine Muße benötigt – Sie können die Workouts ohne großen Aufwand in Ihren Alltag integrieren und Ihren Körper gezielt auf Vordermann bringen.

5 x 5 – Die fünf besten

Fünf-Minuten-Programme

Schnell fit mit Workouts

Ein gezieltes Workout aus Kräftigungsübungen strafft und formt die Muskulatur und verhilft Ihnen zu mehr Leistungsvermögen. Der Energieverbrauch während eines Kräftigungsprogramms ist dabei deutlich geringer als beim Ausdauertraining. Leiden Sie an Übergewicht, dann müssen Sie an Ihrer Energiebilanz arbeiten. Das heißt, die Energieaufnahme durch ausgewählte Ernährung reduzieren und gleichzeitig den Verbrauch durch Ausdauerbelastungen erhöhen.

Mit einem regelmäßigen Workout-Programm erzielen Sie eine Wirkung, von der Werbestrategen für Schönheitsprodukte nur träumen können.

Fettabbau im Schlaf!

Ihre aufgebaute Muskulatur verbraucht Energie, und das nicht nur während körperlicher Arbeit, sondern auch im Ruhezustand! Jedes Kilo aufgebaute Muskulatur verbraucht pro Tag etwa 200 Kalorien.

Circuittraining – höherer Energieverbrauch bei geringerem Zeitaufwand

Wir haben für Sie fünf Trainingscircuits zusammengestellt. Nach dem Prinzip des Kreistrainings werden zwei bzw. vier Übungen durchgeführt. Absolvieren Sie pro Übung 12-15 Wiederholungen. Wechseln Sie danach ohne Pause zur nächsten Übung. Nach dieser Methode führen Sie drei bis vier Runden durch. Damit reduzieren Sie Ihren Zeitaufwand und erhöhen gleichzeitig Ihren Energieverbrauch. Durch die »pausenlose« Belastung wird das Herz-Kreislauf-System besser trainiert als bei einem gewöhnlichen Kräftigungsprogramm.

Gut zu wissen

Bereits fünf Minuten reichen

Mit dieser Form des Circuittrainings nutzen Sie Ihre Zeit optimal aus. Bereits fünf Minuten am Tag zeigen Ihre Wirkung. Sie müssen nur konsequent sein und Ihr Programm regelmäßig durchführen.

Wie häufig sollten Sie trainieren?

Ideal wäre es, wenn Sie das gleiche Workout drei- bis viermal pro Woche trainieren würden. Je nach Ihrem persönlichen Bedürfnis können Sie einen oder zwei Tage Pause einlegen. Trainingsneulinge sollten zu Beginn auf ausreichende Erholung achten. Mit zunehmendem Training steigert sich Ihre Regenerationsfähigkeit und Sie können die Trainingspausen verringern. Zu große Trainingsabstände von drei bis vier Tagen und länger mindern den Trainingserfolg. Wenn Sie Ihre Trainingsprogramme variieren, können Sie sogar täglich trainieren. Ideal ist die Kombination mit einem Ausdauertraining. Nutzen Sie die verschiedenen Workouts und setzen Sie auf Alltagsstrategien (siehe Seite 11). Auf diese Weise werden sich Ihr bisheriger Tagesablauf und Ihre Zeitplanung nicht sehr verändern.

Bei regelmäßigem Training werden Sie täglich mehr Freude verspüren, weil Ihnen viele Aufgaben leichter fallen und Sie sich noch entspannter auf die faule Haut legen können als bisher.

Ihr persönlicher Wochenplan

Aus den folgenden fünf ausgewählten Trainingsprogrammen stellen Sie sich – je nach Ihren individuellen »Problemzonen« oder Bedürfnissen – Ihren ganz persönlichen Wochenplan zusammen:

- Beine und Po
- Straffer Bauch
- Starker Rücken
- Büro-Intermezzo
- All inclusive

So könnte Ihr Trainingsplan aussehen

Mo	5 Minuten »Straffer Bauch«, 10 Minuten Entspannung
Di	Zwei Mal 40 Minuten Fettstoffwechseltraining: Sie fahren mit dem Rad zur Arbeit
Mi	5 Minuten »Straffer Bauch«, 15 Minuten Entspannung
Do	5 Minuten »All inclusive«-Workout
Fr	60 Minuten Walking- oder Joggingtreff mit Freunden zur Fettverbrennung
Sa	5 Minuten »Straffer Bauch«, 15 Minuten Entspannung
So	2 Stunden geselliges Fettstoffwechseltraining: Radtour mit anschließendem Picknick im Freien. Viele Kohlenhydrate und Vitamine bringen Sie in Schwung!

Wenn Sie es lieber etwas ruhiger angehen lassen wollen, wählen Sie die zweite Variante

Mo 5 Minuten »Büro-Intermezzo«
Di 15 Minuten Entspannung
Mi 5 Minuten »Starker Rücken«
Do 5 Minuten »Büro-Intermezzo«
Fr 3 Stunden Tanzen (mit Unterbrechungen)
Sa 5 Minuten »Starker Rücken«
So Baden und Schwimmen den ganzen Nachmittag: Entspannung und Bewegung

Die ersten Erfolge

Wenn Sie konsequent trainieren, werden Sie bald ein neues Körperbewusstsein erlangen. Bereits nach 16–20 Trainingseinheiten spüren Sie eine deutliche Steigerung Ihrer Leistungsfähigkeit.

Versuchen Sie feste Trainingstage einzurichten. So gewährleisten Sie ein regelmäßiges Training und der Erfolg bleibt nicht aus.

Die wichtigsten Tipps vor dem Start

- Achten Sie auf exakte Ausführung – gleichmäßige und langsame Bewegungen erhöhen den Trainingseffekt und schonen die Gelenke.
- Halten Sie während des Übens permanent Ihre Muskelspannung.
- Atmen Sie ruhig und gleichmäßig – Pressatmung oder Luftanhalten hemmen eine optimale Blutzirkulation.
- Vermeiden Sie Überlastungen! Die jeweiligen Übungen dürfen nur schmerzfrei durchgeführt werden. Beenden Sie das Training bei Symptomen wie Krämpfen oder Schwindel.
- Um Ihren Kreislauf vor dem Training anzukurbeln, können Sie sich ein paar Minuten locker aufwärmen.
- Beginnen Sie mit einfachen Ganzkörperübungen wie Gehen, Laufen oder Treppensteigen.

Optimales Aufwärmtraining: Laufen

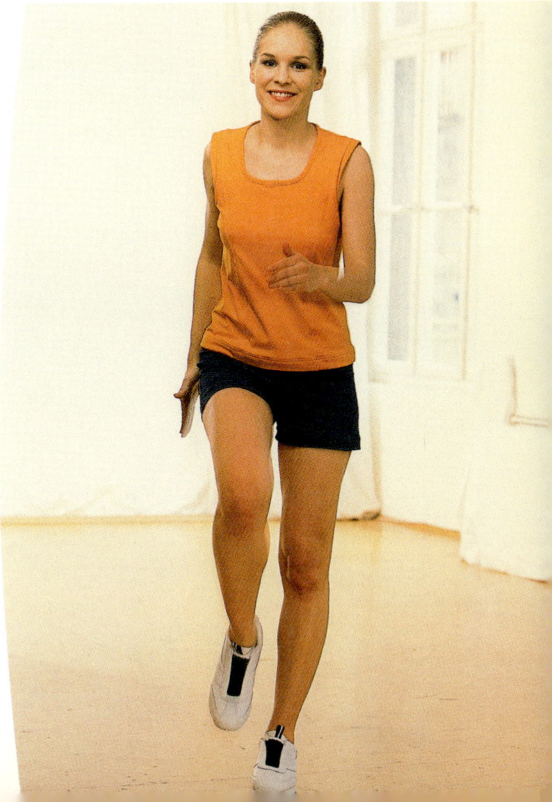

Nach dem Training – Entspannung nicht vergessen

Beenden Sie Ihr Fitnessprogramm nicht abrupt, sondern gönnen Sie sich einige Minuten der Entspannung und Erholung (Cool-down-Phase). Wählen Sie eine entspannende Lage und hören Sie in Ihren Körper hinein. Sie können Ihr Training auch mit gezielten Entspannungs- oder leichten Dehnungsübungen beenden. Auf jeden Fall sollten Sie Ihr Trainingsprogramm so abschließen, dass Sie schon jetzt Lust auf das nächste Mal verspüren.

Der »Fit & Faul«-Fitness-Check

Bevor Sie mit dem Training beginnen, sollten Sie erst einmal eine Bestandsaufnahme Ihrer aktuellen Verfassung machen. Die Testübungen für Bauch, Rücken und Beine sind schnell durchgeführt und decken schonungslos Ihre Stärken oder Schwächen auf. Wiederholen Sie diese Tests im Abstand von zwei bis vier Wochen. Sie werden überrascht sein, wie schnell Ihr Körper auf das regelmäßige Training reagiert. Dokumentieren Sie Ihre Erfolge in der Checkliste im Serviceteil (siehe Seite 61).

Testen Sie Ihre Rückenmuskulatur

So wird es gemacht: Legen Sie sich auf den Rücken, die Fersen auf einen Stuhl. Heben Sie das Becken so weit an, bis Fersen, Becken und Schultern eine Linie bilden. Versuchen Sie diese Position so lange wie

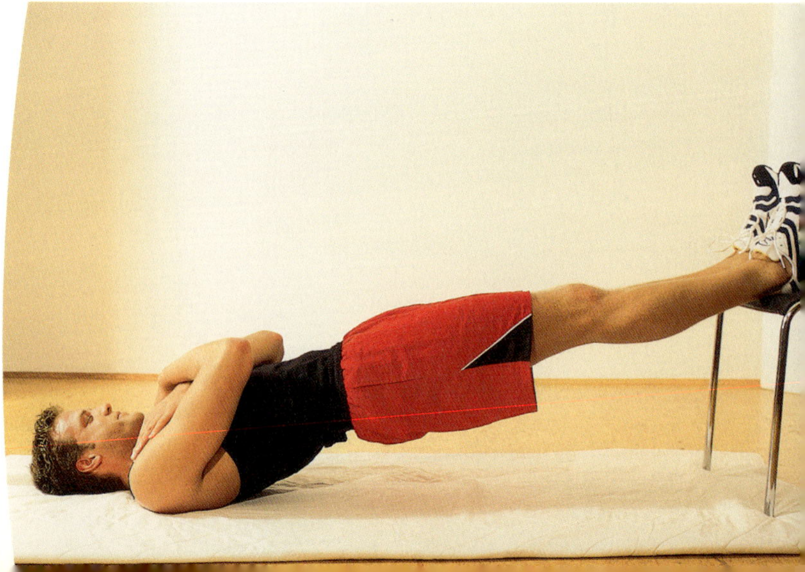

Test: Rückenmuskulatur

möglich zu halten. Sobald das Becken beginnt, nach unten zu sinken, ist der Test beendet.

Notieren Sie Ihre persönliche Bestzeit. Folgende Tabelle zeigt Ihnen, wie leistungsfähig Ihre Rückenmuskulatur ist.

Haltezeit in Sekunden	**Beurteilung**
weniger als 30	Sehr schwach
31–60	Schwach
61–120	Mittel
121–240	Gut
Mehr als 241	Sehr gut

Testen Sie Ihre Bauchmuskulatur

So wird es gemacht: Legen Sie sich auf den Rücken, die Unterschenkel auf einen Stuhl. Bestimmen Sie Ihre Testposition, indem Sie den Oberkörper einrollen und die Arme Richtung Füße strecken. Die Position, in der Sie maximal eingerollt sind, die Lendenwirbelsäule aber noch am Boden bleibt, ist Ihre Testposition.

Nach einer kurzen Pause gehen Sie mit den Fingerspitzen an die Stuhlbeine und versuchen, diese Position so lange wie möglich zu halten. Sobald Sie den Kontakt verlieren, ist der Test beendet.

Notieren Sie wieder Ihre persönliche Bestzeit. Die Tabelle zeigt Ihnen, wie stark Ihre Bauchmuskulatur wirklich ist.

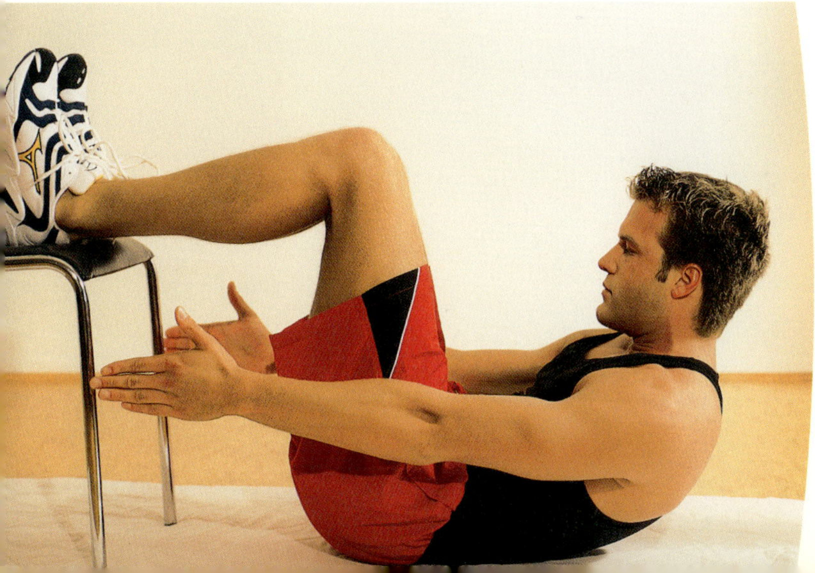

Test: Bauchmuskulatur

Haltezeit in Sekunden	Beurteilung
0–30	Sehr schwach
31–45	Schwach
46–60	Mittel
61–90	Gut
91 und mehr	Sehr gut

So fit sind Ihre Beine

So wird's gemacht: Stellen Sie sich breitbeinig vor einen Stuhl. Gehen Sie langsam in die Hocke bis die Oberschenkel die Sitzfläche berühren. Zählen Sie Ihre maximal erzielte Wiederholungszahl. Folgende Tabelle zeigt Ihnen, wie fit Ihre Beine sind.

Maximale Wiederholung	Beurteilung
0–6	Sehr schwach
7–12	Schwach
13–18	Mittel
19–23	Gut
Mehr als 24	Sehr gut

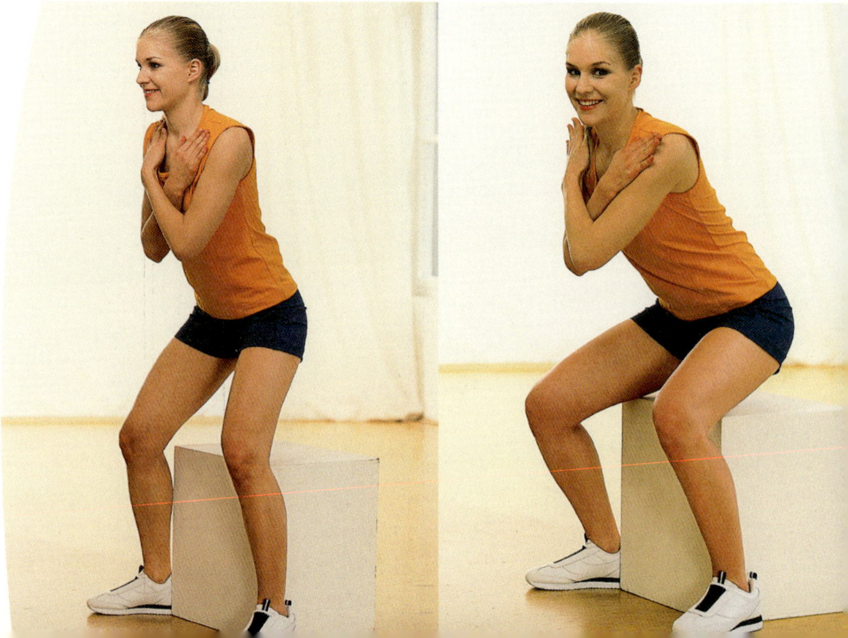

Test: Beinmuskulatur

Beine und Po

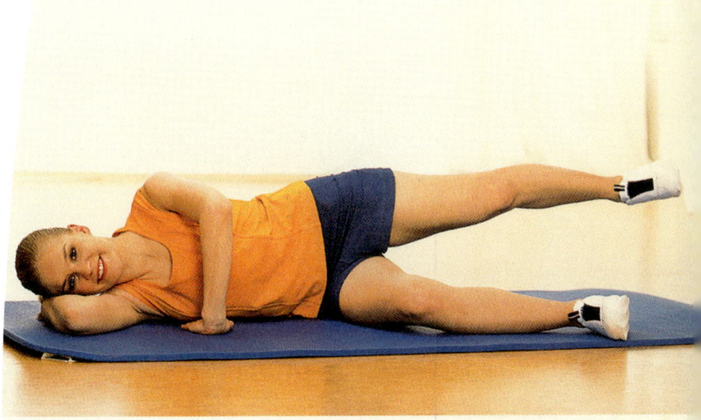

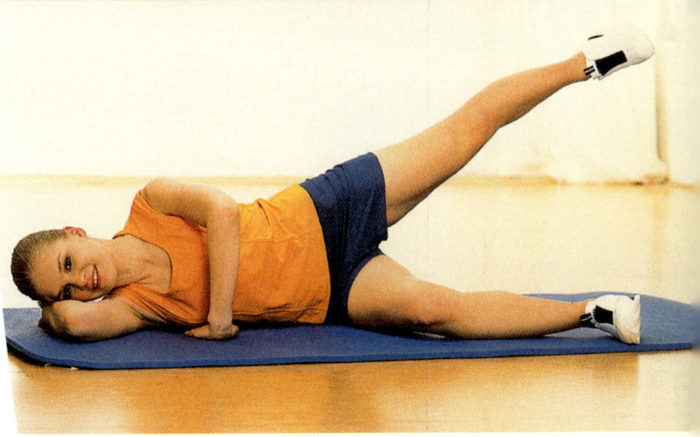

Dieses Übungsprogramm kräftigt gezielt den Bereich Beine und Gesäß. Es eignet sich ideal zum Bodystyling für schlanke Beine und einen wohlgeformten Po. Zudem steigert es die Leistungskraft Ihrer Beinmuskulatur. Daher ist dieses Workout auch als Grundlagentraining für viele Sportarten (z. B. Inline-Skating, Skifahren, Tennis) zu empfehlen. Absolvieren Sie drei Runden mit 12–15 Wiederholungen je Übung.

Übung 1: Kräftigung der kleinen Gesäßmuskeln

Ausgangsposition: Legen Sie sich seitlich auf den Boden und winkeln Sie das untere Bein an. Heben Sie das obere Bein gestreckt vom Boden ab. Die Fußspitze zeigt dabei nach vorne.

Übung 1

Endposition: Spreizen Sie das obere Bein langsam zur Decke. Bewegen Sie dabei nur Ihre Hüfte, nicht das Becken oder den Rücken. Achten Sie darauf, dass Ihre Hüfte während der Übung ganz nach hinten gestreckt bleibt. Trainieren Sie zunächst die eine, dann die andere Seite.

Expertentipp

Fällt Ihnen die Übung so leicht, dass Sie mühelos 15 Wiederholungen schaffen, dann können Sie das Eigengewicht Ihrer Beine erhöhen. Dazu nehmen Sie Gewichtsmanschetten, die mit Klettverschluss am Fuß befestigt werden.

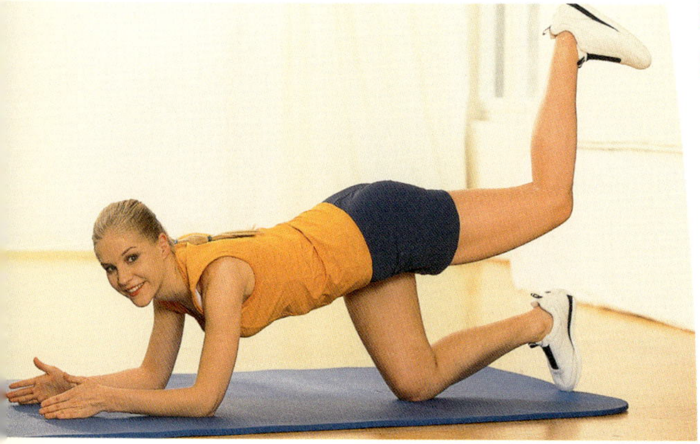

Übung 2: Kräftigung der großen Gesäßmuskeln

Ausgangsposition: Knien Sie sich auf eine Unterlage und stützen Sie sich nach vorne mit den Unterarmen ab. Heben Sie ein Bein angewinkelt an.

Endposition: Führen Sie das angewinkelte Bein in Richtung Decke nach oben. Nur so erzielen Sie die maximale Wirkung für Ihre Gesäßmuskulatur. Trainieren Sie beide Seiten.

Übung 2: Ausgangsposition

Expertentipp

Achten Sie auf eine rückengerechte Ausführung der Übung. Aktivieren Sie die Bauchmuskulatur, indem Sie Ihre Bauchdecke leicht einziehen. Vergessen Sie dabei aber nicht, ruhig weiter zu atmen.

Übung 3: Kräftigung der gesamten Beinmuskulatur

Ausgangsposition: Stellen Sie sich breitbeinig auf. Überkreuzen Sie Ihre Arme vor dem Körper und halten Sie Ihre Beine leicht gebeugt. Achten Sie auf einen geraden Rücken.

Endposition: Beugen Sie Ihre Knie bis 90 Grad und gehen Sie in eine tiefe Hockposition. Langsame Bewegungen schonen Ihre Gelenke und erhöhen die Trainingswirkung. Zusatzgewichte wie Hanteln erhöhen die Belastung.

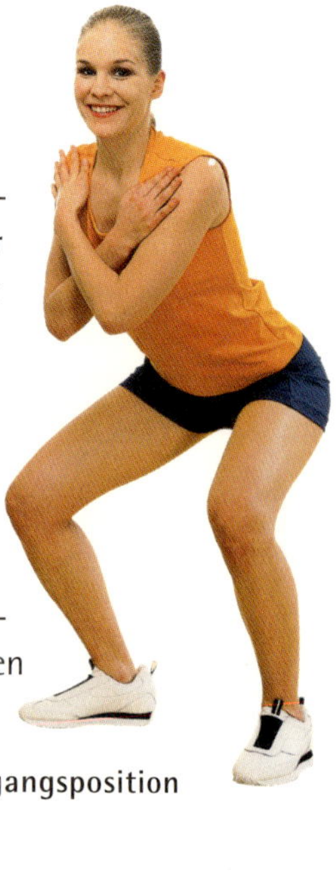

Übung 3: Ausgangsposition

Straffer Bauch

Sie wünschen sich einen straffen Bauch und eine wohlgeformte Taille? Dann ist dieses Programm genau das Richtige für Sie. Beachten Sie dabei aber Ihren Body-Mass-Index (siehe Seite 7 f.). Ein zu hoher Fettgehalt erfordert zusätzliche Maßnahmen wie Ausdauertraining und konsequente Ernährungsumstellung, um den Waschbrettbauch auch sichtbar zu machen. Das folgende Workout trainiert alle Anteile Ihrer Bauchmuskulatur. Absolvieren Sie drei Runden mit 12–15 Wiederholungen je Übung.

Anfänger sollten die ersten Übungseinheiten vor dem Spiegel absolvieren. Auf diese Weise können sie die Ausführung der Übung optimal korrigieren und einüben.

Übung 1: Kräftigung der geraden Bauchmuskeln

Ausgangsposition: Legen Sie sich auf den Rücken. Heben Sie die Beine im 90 Grad Winkel vom Boden ab. Strecken Sie die Arme in Richtung Oberschenkel nach vorne. Halten Sie Ihren Kopf in Verlängerung der Wirbelsäule, indem Sie versuchen ein Doppelkinn zu machen. Heben Sie den Oberkörper leicht vom Boden ab.

Endposition: Beugen Sie nun den Oberkörper weiter nach oben. Schieben Sie Ihre Hände an den Oberschenkeln vorbei nach vorne, bis die Schulterblätter keinen Kontakt mehr zum Boden haben.

Das müssen Sie beachten

Atmen Sie beim Anheben des Oberkörpers aus und beim Absenken ein. Halten Sie die Spannung der Bauchmuskulatur, indem Sie die Übung langsam und kontrolliert durchführen. Die Stellung der Beine darf sich während der Übung nicht verändern. Fällt es Ihnen zu schwer, die Position der Beine zu halten, dann stellen Sie die Füße mit angewinkelten Beinen am Boden auf.

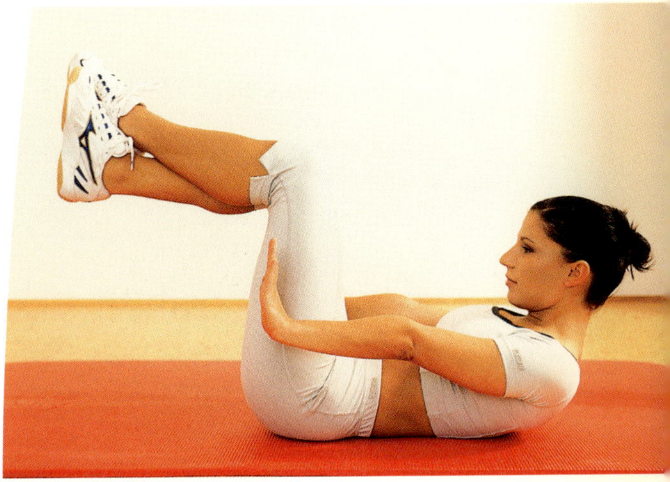

Übung 1: Ausgangsposition

Übung 2: Kräftigung der schrägen Bauchmuskeln

Die äußeren schrägen Bauchmuskeln (Fachbegriff: M. obliquus abdominis externus) sorgen dafür, dass Sie den Oberkörper seitlich neigen und drehen können. Werden sie regelmäßig trainiert, sorgen sie auch für eine schlanke Taille.

Übung 2

Ausgangsposition: Legen Sie sich auf den Rücken, winkeln Sie die Beine an und stellen Sie die Füße hüftbreit auseinander fest auf den Boden. Legen Sie den rechten Fuß auf den linken Oberschenkel. Strecken Sie beide Arme nach vorne aus, am linken Oberschenkel vorbei. Der Kopf bleibt in Verlängerung der Wirbelsäule. Machen Sie ein Doppelkinn.

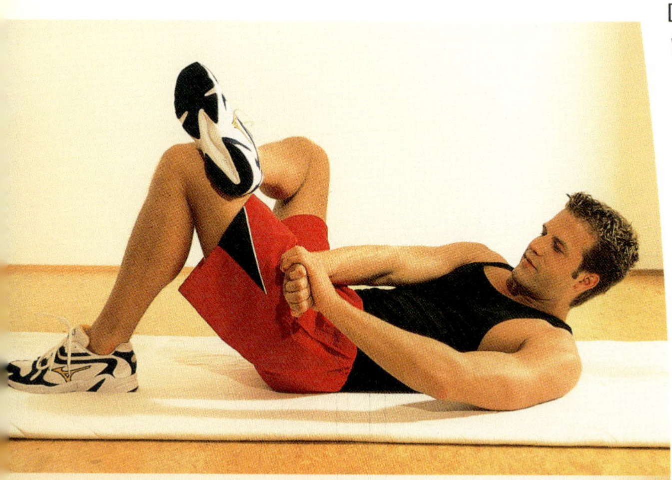

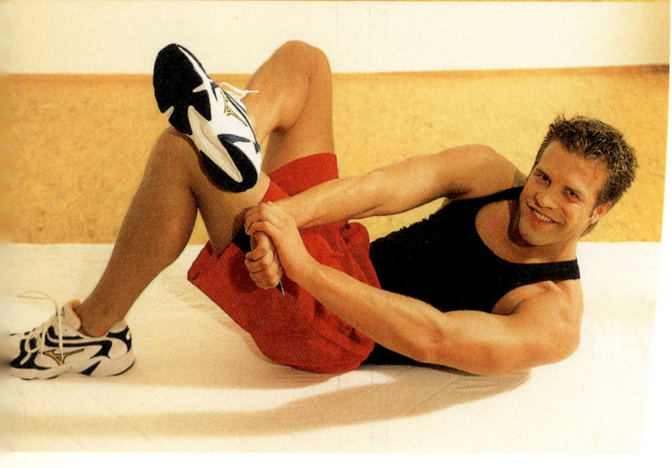

Endposition: Spannen Sie die Bauchmuskeln an und rollen den Oberkörper schräg nach vorne links ein. Die rechte Schulter bewegt sich dabei in Richtung Ihres linken Knies, die Arme gehen am linken Oberschenkel vorbei nach vorne. Trainieren Sie jeweils beide Seiten.

Variante: Die Übung wird schwerer, wenn Sie die Arme hinter dem Kopf verschränken oder gerade nach hinten ausstrecken.

Wichtig: Beim Training der Bauchmuskeln spielt die Atmung eine wichtige Rolle. Atmen Sie beim Anheben des Oberkörpers aus, beim Absenken wieder ein. So vermeiden Sie die so genannte Pressatmung, die den Blutkreislauf negativ beeinflusst.

Übung 3: Kräftigung des unteren Teils der geraden Bauchmuskulatur

Ausgangsposition: Legen Sie sich auf den Rücken und halten Sie die Beine im rechten Winkel nach oben. Die Arme liegen seitlich neben Ihnen am Boden. Der Kopf bleibt in Verlängerung der Wirbelsäule. Machen Sie ein Doppelkinn.

Endposition: Spannen Sie die Bauchmuskulatur an und rollen Sie das Becken langsam nach oben ein. Ziehen Sie die Beine nicht an, sondern bringen Sie die Knie in Richtung Decke. Die Arme geben Druck nach unten. Becken langsam wieder senken, die Spannung der Bauchmuskulatur stetig halten.

Variante: Verändern Sie lediglich die Stellung der Arme. Nehmen Sie die Hände vom Boden und legen Sie sie an den Hinterkopf. Diese Übungsvariante ist nur zu empfehlen, wenn Sie die Grundübung korrekt und ohne große Anstrengung durchführen können.

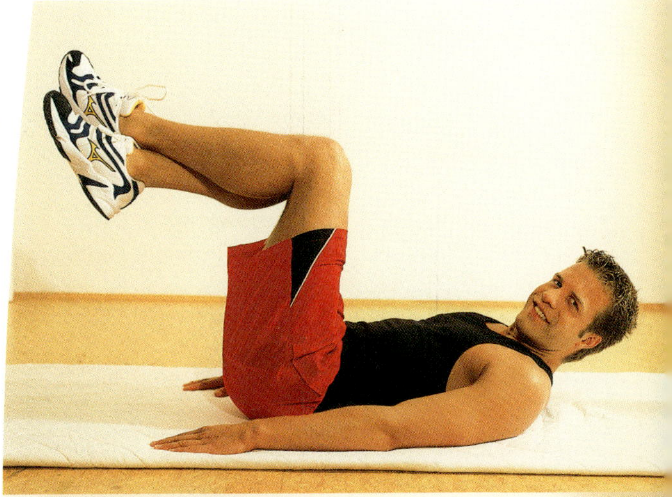

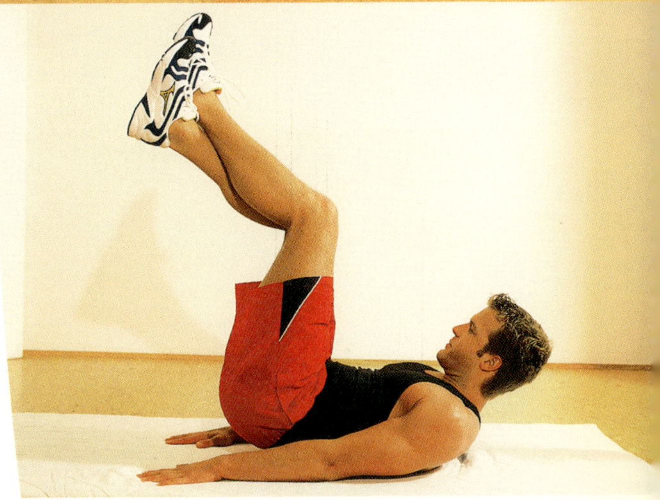

Übung 3

Expertentipp

Wenn Sie es zunächst nicht schaffen, das Becken vom Boden abzuheben, dann reicht es, wenn Sie die Lendenwirbelsäule aktiv gegen den Boden drücken. Nach wenigen Einheiten werden Sie die nötige Kraft haben, die Zielbewegung korrekt auszuführen.

Starker Rücken

Wenn Sie Ihrem Rücken etwas Gutes tun wollen, dann beachten Sie die Alltagstipps im Kapitel »Accessoires für Trainingsfaule« (siehe Seite 12).

Immer mehr Menschen leiden unter Rückenschmerzen. Einseitige Tätigkeiten wie stundenlanges Sitzen oder langes Stehen strapazieren die Wirbelsäule. Da hilft nur eine leistungsfähige Rumpf- und Rückenmuskulatur. Durch regelmäßiges Training erhöhen Sie die Belastungstoleranz und beugen Überlastung vor. Absolvieren Sie drei Runden mit 12–15 Wiederholungen je Übung.

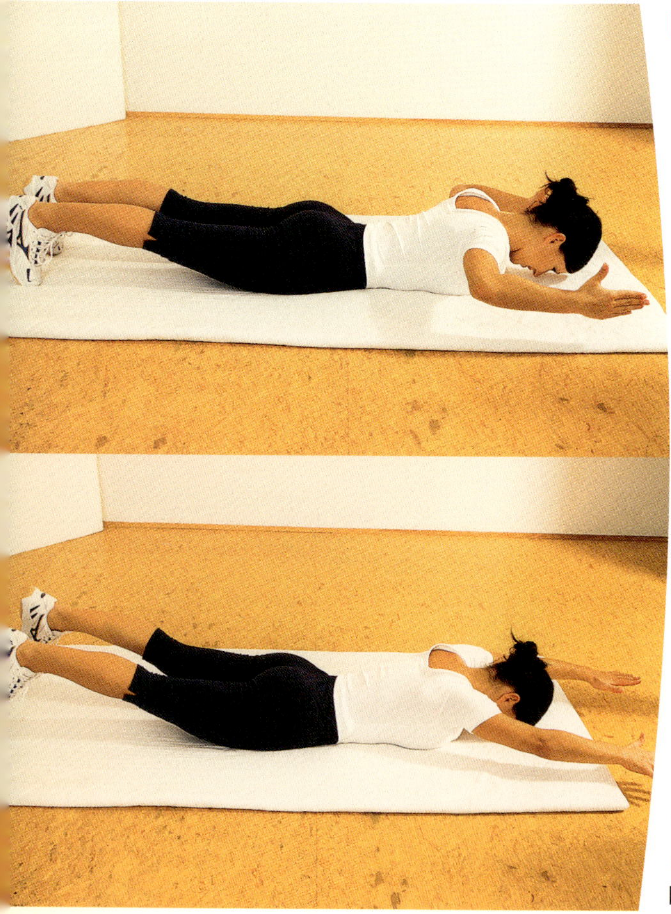

Übung 1

Übung 1: Kräftigung der Rückenstreckmuskulatur

Ausgangsposition: Legen Sie sich flach auf den Bauch und ziehen Sie die Bauchdecke leicht ein. Heben Sie den Oberkörper etwas von der Unterlage ab. Die Arme sind in U-Stellung seitlich angewinkelt. Die Handflächen zeigen nach innen. Rücken und Hals bilden eine Linie, der Kopf schaut nach unten. Machen Sie ein Doppelkinn. Drehen Sie die Füße etwas nach außen.

Endposition: Halten Sie die Spannung und strecken Sie beide Arme nach vorne aus. Die Position kurz halten und die Arme wieder in die Ausgangsposition zurückführen. Der Oberkörper bleibt während der gesamten Übung unter Spannung und darf nicht absinken.

Variante: Die Übung wird deutlich schwerer, wenn Sie Gewichte, z. B. Flaschen, in den Händen halten.

Übung 2: Kräftigung der Bauch-, Rücken- und Gesäßmuskulatur

Ausgangsposition: Legen Sie sich auf den Bauch und stützen Sie sich mit Ihren Unterarmen und Fußspitzen ab. Beine, Rücken und Kopf bilden eine Linie. Schauen Sie zum Boden und ziehen Sie die Bauchdecke ein.

Endposition: Heben Sie wechselseitig ein gestrecktes Bein eine Fußlänge vom Boden ab. Die Ausgangsposition des Rumpfes darf sich dabei nicht verändern. Vermeiden Sie ein Absinken Ihres Rückens ins Hohlkreuz. Jedes »Beinabheben« zählt als Wiederholung.

Variante: Fällt Ihnen diese Übung zunächst zu schwer, dann stützen Sie sich auf Knie und Unterarme. Dadurch senken Sie die Belastung für Ihre Wirbelsäule. Schon nach wenigen Wochen wird Ihnen die Übung aber so leicht fallen, dass Sie auf diese Hilfestellung verzichten können.

Wählen Sie für Ihren Workout eine bequeme, jedoch nicht zu weiche Unterlage. Zu empfehlen sind Gymnastikmatten oder Isomatten. Wenn Sie beim Knien Probleme haben, können Sie zusätzlich ein weiches Kissen unterlegen.

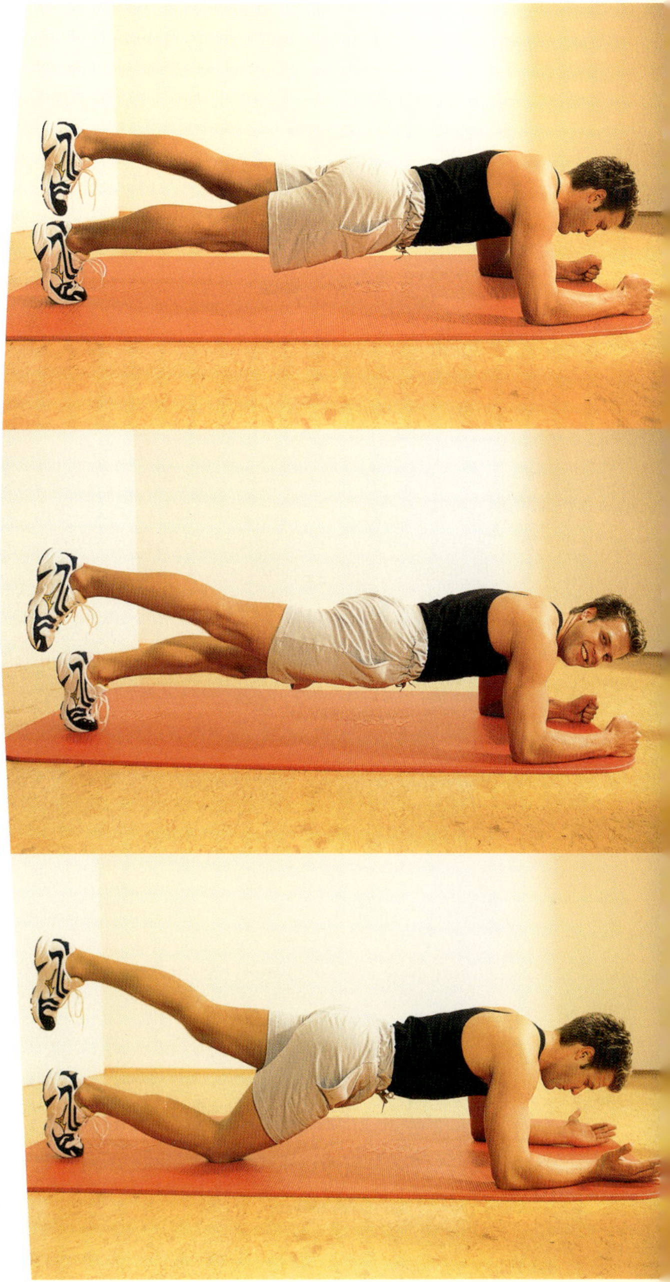

Übung 2

Übung 3: Kräftigung der Rücken- und Gesäßmuskulatur

Ausgangsposition: Legen Sie sich auf den Rücken und winkeln Sie Ihre Beine in einem etwas größeren Winkel als 90° an. Heben Sie die Fußspitzen vom Boden ab, sodass das Gewicht auf den Fersen liegt. Bringen Sie Ihr Gesäß so weit nach oben, bis Rumpf und Oberschenkel eine Linie bilden. Die Schulterblätter sind leicht vom Boden abgehoben.

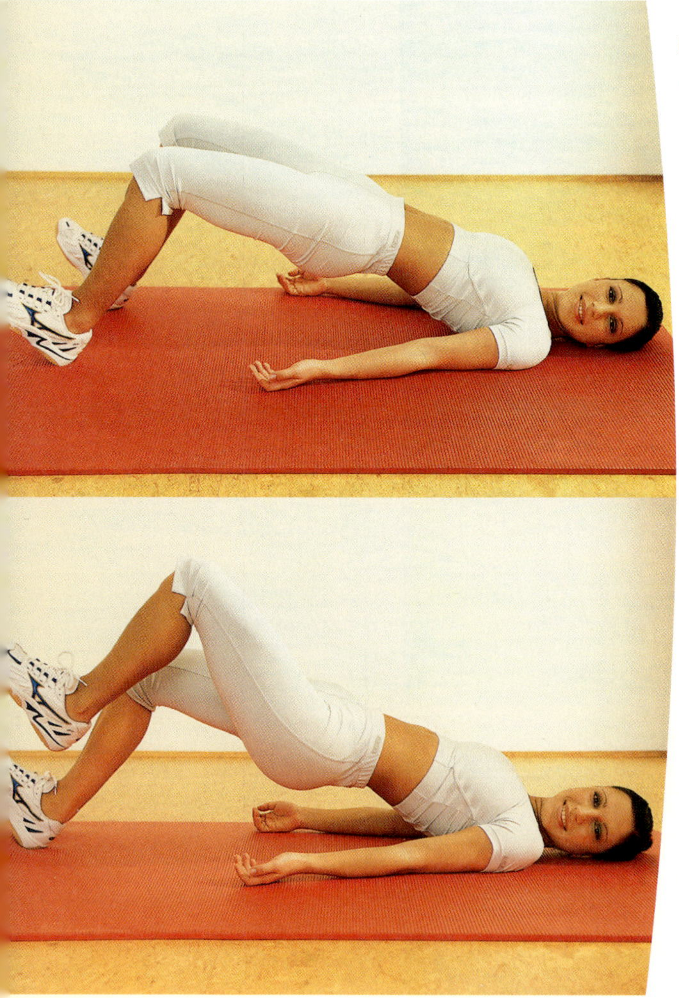

Übung 3

Endposition: Heben Sie im Sekundenrhythmus abwechselnd das linke und das rechte Bein vom Boden ab, so als würden Sie auf der Stelle gehen. Atmen Sie dabei ruhig und gleichmäßig und halten Sie nicht die Luft an.

Das müssen Sie beachten

Der Rumpf darf sich während der Schritte nicht absenken. Halten Sie also den Rücken gestreckt, um einen optimalen Trainingseffekt zu erzielen.

Variante: Wollen Sie den Trainingseffekt auf Ihre Gesäßmuskulatur steigern, dann nehmen Sie zunächst die oben gezeigte Grundstellung ein. Senken Sie nun das Gesäß zum Boden, ohne es abzusetzen. Anschließend wieder langsam anheben. Wechseln Sie nach 12–15 Wiederholungen das Bein.

Büro-Intermezzo

Einseitige Tätigkeiten und »Zwangshaltungen« ermüden Geist und Körper. Ein lockeres Übungsprogramm zwischendurch macht sie wieder munter. Ihr Herz-Kreislauf-System wird aktiviert, die Durchblutung angekurbelt. Absolvieren Sie drei Runden mit je 12–15 Wiederholungen.

Ob im Büro oder zu Hause, dieses abwechslungsreiche Programm können Sie spontan an Ort und Stelle durchführen. Alles was Sie brauchen, ist etwas Zeit und eine Wand.

Übung 1: Kräftigung der kleinen Gesäßmuskeln und der seitlichen Rumpfmuskulatur

Ausgangsposition: Stellen Sie sich eine Schrittlänge entfernt seitlich zur Wand und stützen Sie sich mit Ihrem Unterarm ab. Heben Sie das äußere Bein leicht vom Boden ab.

Endposition: Spreizen Sie das äußere Bein langsam seitlich ab. Halten Sie Ihren Rücken gerade und neigen Ihn nicht zur Seite. Trainieren Sie nacheinander beide Seiten. Sie kräftigen mit dieser Übung sowohl die kleinen Gesäßmuskeln, die aktiv das Hüftgelenk stabilisieren, als auch Ihre Muskulatur im Bereich der Taille.

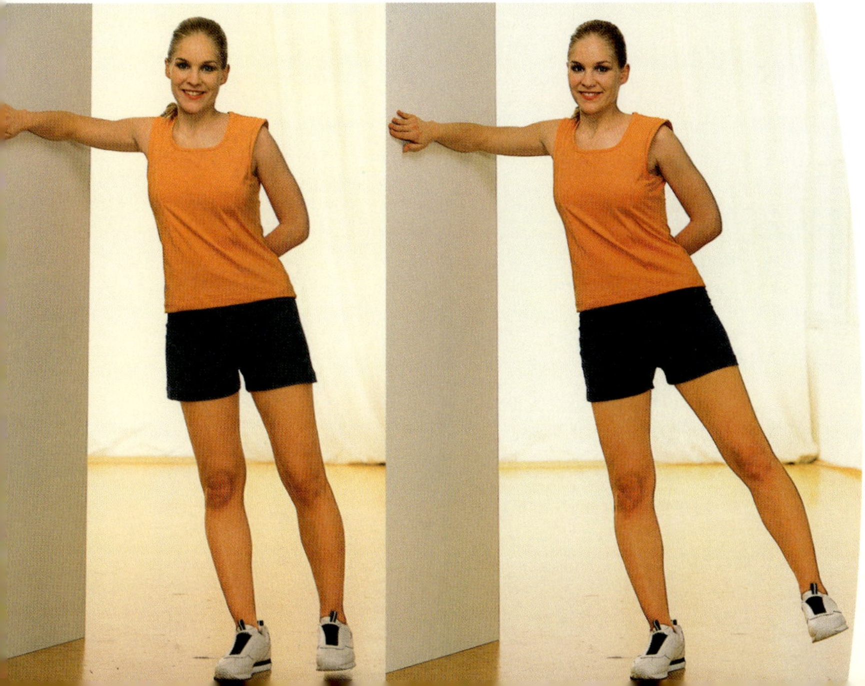

Übung 1

Übung 2: Kräftigung der Waden- und Bauchmuskulatur

Ausgangsposition: Stellen Sie sich eine Schrittlänge entfernt zur Wand. Stützen Sie sich mit den Unterarmen ab. Heben Sie zunächst Ihre Fersen leicht vom Boden ab.

Endposition: Drücken Sie sich mit den Fußballen kräftig vom Boden ab. Halten Sie ihren Rücken gerade, indem Sie Ihre Bauchdecke leicht einziehen.

Übung 3: Kräftigung der Schultermuskulatur

Ausgangsposition: Stellen Sie sich mit dem Rücken zu einer Wand. Die Fersen sind etwa anderthalb Fuß von der Wand entfernt. Gesäß, Rücken und Schulter bilden eine Linie. Die Arme sind in Schulterhöhe seitlich angewinkelt.

Endposition: Drücken Sie nun die Arme kräftig nach hinten, so dass Schulter, Rücken und Gesäß keinen Kontakt mehr zur Wand haben. Senken Sie langsam den Körper nach hinten ab, ohne dabei die Schulterspannung abzubauen.

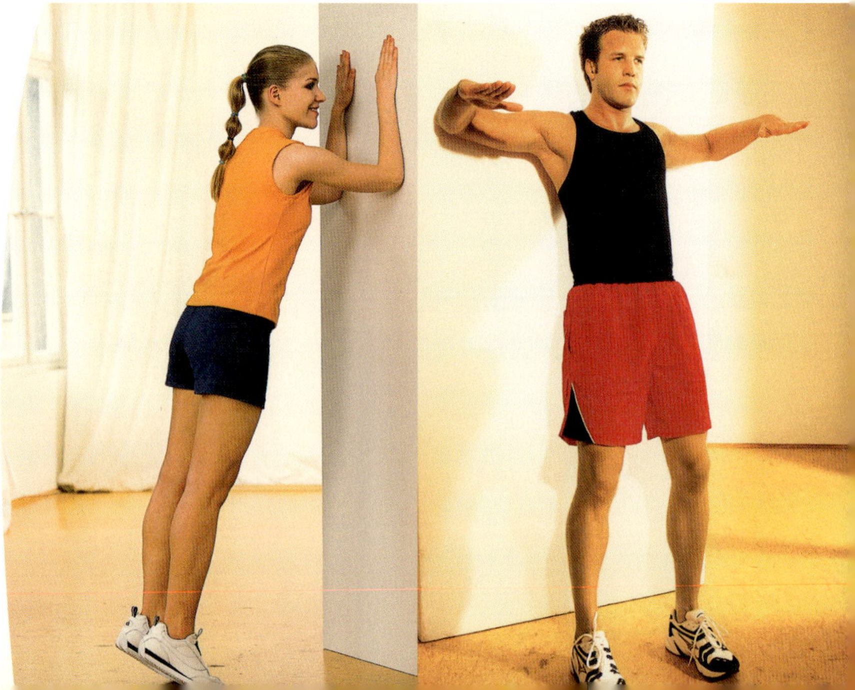

Übung 2: Ausgangsposition (Bild links)

Übung 3: Ausgangsposition (Bild rechts)

All inclusive

Auf den folgenden Seiten lernen Sie zwei Übungen kennen, die Ihren ganzen Körper trainieren: von den Beinen über den Rumpf zu den Armen. Dieses Programm ist ideal für Personen mit notorischem Zeitmangel. Lassen Sie sich während der Übungen ausreichend Zeit und achten Sie auf eine langsame und korrekte Ausführung. Absolvieren Sie vier Runden mit 12–15 Wiederholungen je Übung.

Übung 1

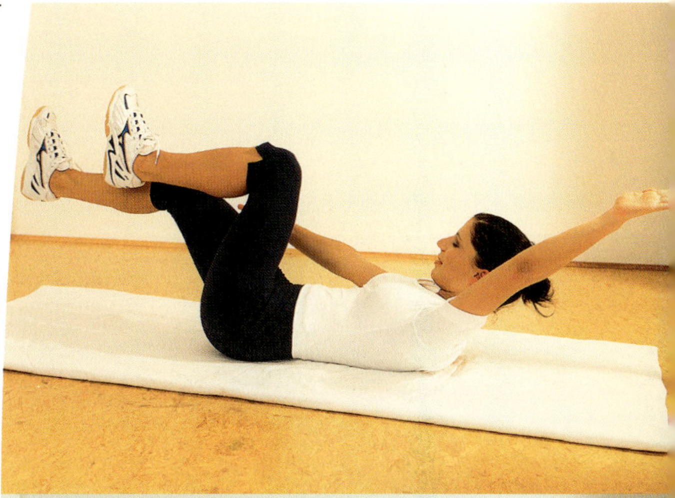

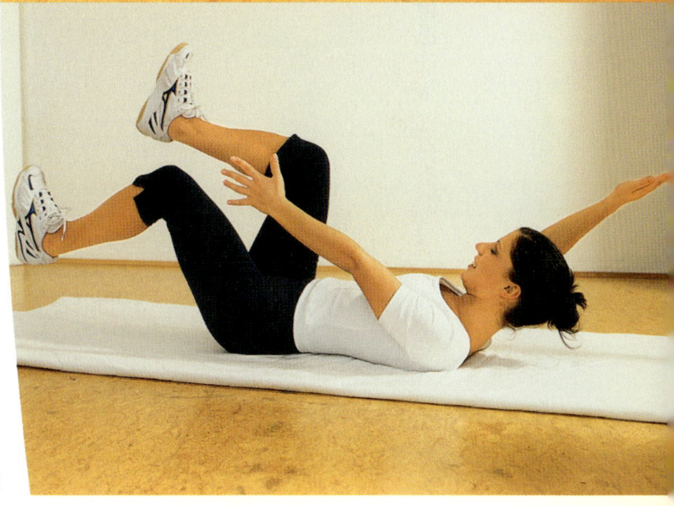

Übung 1: Kräftigung der gesamten vorderen Muskelkette

Ausgangsposition: Legen Sie sich flach auf den Rücken. Die Beine sind angewinkelt, die Füße stehen hüftbreit auseinander am Boden. Heben Sie nun die Beine an. Ziehen Sie die Bauchdecke etwas ein und heben Sie den Oberkörper leicht an. Die Lendenwirbelsäule bleibt fest am Boden, die Schulterblätter berühren den Boden nicht. Strecken Sie den linken Arm nach oben hinter den Kopf, den rechten nach vorne. Ziehen Sie das linke Bein an, sodass sich rechte Hand und linker Fuß fast berühren. Das rechte Bein bleibt nach vorne gestreckt.

Endposition: Ziehen Sie nun die linke Hand nach vorne und das rechte Bein zu sich heran. Der rechte Arm geht währenddessen nach hinten. Der Oberkörper bleibt während der Übung stabil. Halten Sie den Kopf ruhig und achten Sie darauf, dass die Schulterblätter nicht auf den Boden absinken, die Lendenwirbelsäule muss stets am Boden bleiben. Je weiter Sie die Beine nach vorne strecken, desto intensiver wird die Übung.

Übung 2: Kräftigung der gesamten rückwärtigen Muskelkette

Ausgangsposition: Legen Sie sich flach auf den Bauch und strecken Sie die Arme gerade nach vorne aus. Rücken und Hals bilden dabei eine Linie. Blicken Sie auf den Boden, nicht nach vorne. Heben Sie nun langsam den rechten Arm und das linke Bein zehn bis fünfzehn Zentimeter vom Boden ab. Wichtig: Es kommt bei der Übung nicht darauf an, dass Sie Ihre Arme und Beine möglichst hoch anheben.

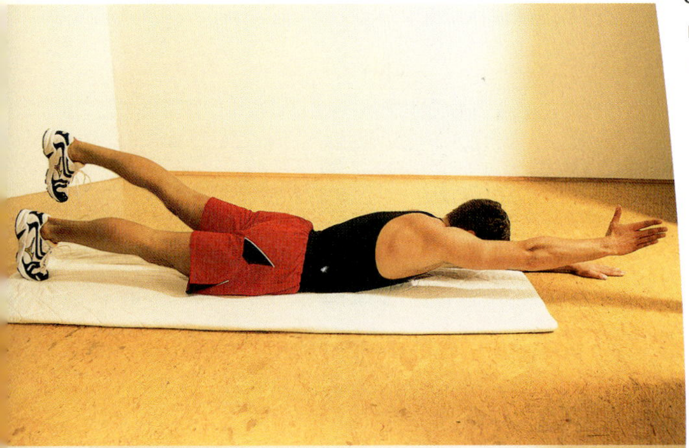

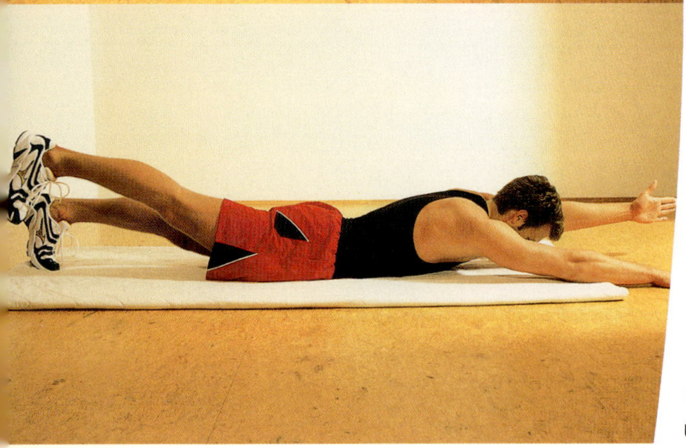

Endposition: Legen Sie den Arm und das Bein langsam ab und heben sie nun den linken Arm und das rechte Bein an. Führen Sie die Übung langsam und ohne Schwung aus.

Variante: Wenn Sie die Übung erschweren wollen, nehmen Sie zusätzlich ein Gewicht in die Hand.

Haben Sie bei gestreckter Lendenwirbelsäule Probleme, dann können Sie den Bauch zusätzlich auf einer kleinen Handtuchrolle lagern. Besser ist jedoch eine aktive Stabilisierung über die Bauchmuskulatur.

Service Checkliste, Accessoires

Checkliste zum »Fit & Faul«-Fitness-Check von Seite 46

Die folgende Tabelle hilft Ihnen, Ihre Trainingsfortschritte objektiv zu beurteilen. Dokumentieren Sie Ihr jeweiliges Testergebnis. Anhand der Einträge können Sie Ihre Fortschritte spielend überprüfen.

Datum						
Übung	Wdh.	Wdh.	Wdh.	Wdh.	Wdh.	Wdh.

Accessoires für Faule

Die folgenden Adressen bieten Ihnen vielfältige Informationen rund um das Thema »Hilfsmittel«.

Elektrogeräte zur Muskelstimulation

Compex Medical GmbH
Rheingaustr. 94
65203 Wiesbaden
Tel. 06 11/69 07 43
Fax 06 11/690 74 74
www.compex-medical.de

Schwa-Medico Advantage
Rotlintstr. 86
60389 Frankfurt/Main
Tel. 0 69/94 50 38 16
Fax 0 69/94 50 38 23

Masai Barfuß Technologie (MBT): Biodyn e.K.
Mariabergstr.1a
87487 Ermengerst
Tel. 0 83 70/92 06 20
Fax. 0 83 70/920 62 20
www.biodyn.net

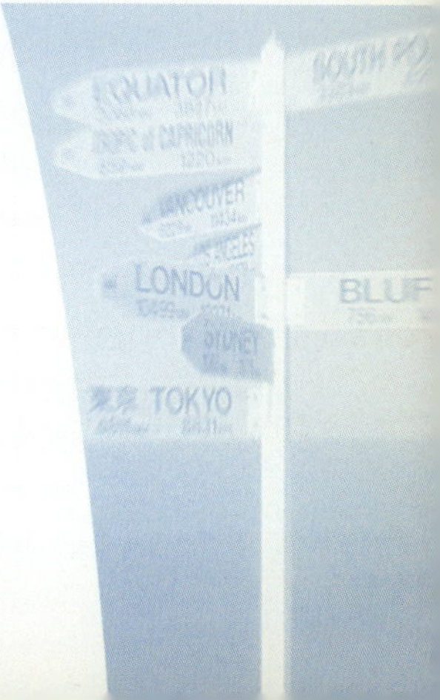

Service Adressen, Literatur

Entspannung

Atem Centrum
Pariser Str. 19
10707 Berlin
Tel. 0 30/881 64 77
Fax. 0 30/88 72 99 16

Nutzen Sie auch Kursangebote der Volkshochschulen, z. B. Musikmeditation.

Ernährung

Deutsche Gesellschaft für Ernährung e.V. (DGE)
Godesberger Allee 18
53175 Bonn
Tel.: 02 28/377 66 00
Fax. 02 28/377 68 00
www.dge.de
Die Homepage der DGE bietet viele Informationen und eine umfangreiche Datenbank zum Thema Ernährung.

Institut für Ernährungswissenschaft der Justus-Liebig-Universität Giessen
Goethestr. 55
35390 Giessen
Tel.: 06 41/993 91 01
Fax. 06 41/755 17
www.uni-giessen.de/nutriinfo
Diese Seite gibt Antworten auf Fragen zum Thema Ernährung.

AOK Bundesverband
Kortrijker Str. 1
53177 Bonn
Tel.: 0228/84 30
Fax. 0228/84 35 02
www.aok.de
Auf der Homepage der Krankenkasse finden Sie viele interessante Gesundheitstipps und sogar eine Ernährungsberatung.

Literatur

- **Buskies W./Boeckh-Behrens W.-U.:** Gesundheitsorientiertes Fitnesstraining, Band 2. Wehdemeier & Pusch Verlag. Lüneburg 1995.
- **Ott, Petra:** Immer mit der Ruhe. Entspannung für Körper und Seele. Rowohlt Taschenbuch Verlag, Reinbeck bei Hamburg 2000.
- **Runner's World:** Muskelstimulation. S. 31–35. Rodale – Motor- Presse GmbH und Co.KG, Stuttgart 4/2000.
- **Strunz, Ulrich:** Forever young. Das Erfolgsprogramm. Gräfe und Unzer Verlag, München 1999.
- **Test:** Schlankheitsmittel. S. 74–80. Stiftung Warentest, Berlin 2/2001.

Register

Impressum

Die Autoren
Christof Baur und Bernd Thurner sind Diplomsportlehrer für Prävention und Rehabilitation und arbeiten am Therapie- und Trainingszentrum in Friedberg/Augsburg.

Die Deutsche Bibliothek – CIP-Einheitsaufnahme
Ein Titeldatensatz für diese Publikation ist bei der Deutschen Bibliothek erhältlich.

Wichtiger Hinweis
Die im Buch veröffentlichten Ratschläge wurden mit größter Sorgfalt von Verfassern und Verlag erarbeitet und geprüft. Eine Garantie kann jedoch nicht übernommen werden. Ebenso ist eine Haftung der Verfasser bzw. des Verlages und seiner Beauftragten für Personen-, Sach- oder Vermögensschäden ausgeschlossen.

Bildnachweis
Umschlagfoto:
Stone/Peter Correz
Übungsfotos:
Silvia Lammertz, München
Haare/Make-up:
Tinka Luptakova
Mode: C & A

Impressum
Midena Verlag, München

Projektleitung:
Caroline Colsman
Redaktion:
Dorit Zimmermann
Herstellung: Karin Kristen
Bildredaktion: Sylvie Busche (Ltg.), Kirsten Dieckerhoff
Umschlagkonzeption:
Hovedkvarteret, Kopenhagen; H3A GmbH und Hubert Mediendesign, München
Gesamtlayout: Hovedkvarteret, Kopenhagen; H3A GmbH und Hubert Mediendesign, München
Satz: H3A GmbH, München
Reproduktion:
kaltnermedia GmbH, Bobingen
Printed in Italy

ISBN 3-310-00776-6

Gedruckt auf elementar chlorfrei gebleichtem Papier